AF882725

# Fiche d'exercices TCC

FICHES D'EXERCICES POUR THERAPEUTES TCC QUI POURSUIVENT UN CURSUS DE FORMATION

**Dr James Manning & Dr Nicola Ridgeway**

Fiches d'exercices TCC



Conseillère technique : Dr Nicola Ridgeway, Psychologue clinicienne et Consultante
*****Pour télécharger le PDF, veuillez consulter la page 99*****

# À propos des auteurs

Dr Nicola Ridgeway est psychologue clinicien et consultante ainsi que thérapeute cognitive et comportemental agréé. Elle a enseigné la thérapie cognitivo comportementale à l'Université d'East Anglia, Norfolk, en Angleterre et à l'Université d'Essex pendant de nombreuses années avant de devenir directrice de la clinique West Suffolk Cognitive Behaviour Therapy Service Ltd. Elle est coauteure avec Dr James Manning de plusieurs ouvrages sur la thérapie cognitivo comportementale.

Dr James Manning est psychologue clinicien et consultant ainsi que directeur général du service thérapie cognitive du comportement à West Suffolk. James possède un diplôme de niveau postuniversitaire en psychologie clinique et en psychologie du counseling. Il propose des ateliers et des formations liées aux thérapies cognitives du comportement régulièrement aux cliniciens à travers le Royaume-Uni et poursuit son travail de thérapeute.

# Lauréats littéraires des auteurs

2016 Gagnant du Beverley Hills Book Award (Lauréat du prix littéraire) - A Journey with Panic

2016 Gagnant du prix argent de Non-fiction Authors Association (Lauréat du prix littéraire) - A Journey with Panic

2016 Parutions dans la liste des meilleurs ouvrages publiés à compte d'auteur d'Huffington Post (pour l'année 2016) - A Journey with Panic

2017 Gagnant du New England Book Festival Awards (Lauréat au festival de littérature) - Fused: A memoir of childhood OCD and adult obsession

2017 Finaliste de The Wishing Shelf Awards (Lauréat du prix littéraire) - The little book on CBT for depression

2017 Finaliste de The Next Generation Indie Books Awards (Lauréat du prix littéraire) - Fused: A memoir of childhood OCD and adult obsession

2017 Gagnant d'Indie Reader Discovery Awards (Lauréat du prix littéraire) – A journey with Panic

2017 International Rubery Award (Lauréat du prix littéraire) – Nominé– How to befriend tame manage and teach your Black Dog called Depression using CBT

2017 Gagnant de Readers Favorites Award (Choix des lecteurs) - How to befriend tame manage and teach your Black Dog called Depression using CBT

2017 Gagnant CIPA EVVY Award (Lauréat du prix littéraire canadien) - How to befriend tame manage and teach your Black Dog called Depression using CBT

---

# Contents

# Comment utiliser cet ouvrage

Cet ouvrage a été conçu pour les thérapeutes TCC qui poursuivent un cursus de formation et pour les thérapeutes TCC qui souhaiteraient un accès illimité aux fiches d'exercices. N'hésitez pas à photocopier les fiches de cet ouvrage et de les distribuer aux patients. Nous avons conçu cet ouvrage avec des marges amples pour faciliter cette tâche.

Dans de nombreux cas, nous avons inclus une description des travaux pratiques et des exemples de fiches remplies. Nous avons également inclus une variété de dépliants que vous pouvez offrir aux patients avant ou après les sessions TCC.

***Pour télécharger le PDF, veuillez consulter la page 99***

CHAPITRE 1

# Collecte d'informations

Les meilleures interventions TCC se reposent sur une bonne collecte d'informations. L'information peut être recueillie au moment de l'évaluation ou au fur et à mesure que la thérapie progresse. Des informations supplémentaires peuvent également être recueillies grâce à l'utilisation de journaux. Les journaux peuvent être considérés comme un désagrément par les patients qui bénéficient de la TCC, et dans la pratique, il peut être assez difficile d'encourager les gens à les remplir sur régulièrement. Il est donc important d'éduquer les patients sur l'importance de tenir un journal avant de leur remettre des journaux.

Heureusement qu'il existe de bons points de vente que vous pouvez utiliser pour encourager l'utilisation du journal. Les journaux ont des usages multiples. Ils peuvent aider les individus à : a) s'observer sans porter aucun jugement et b) apporter les problèmes à la thérapie qu'ils pourraient autrement oublier de mentionner. Les journaux découragent également la pratique consistant à « éliminer » ou à « filtrer » les informations pertinentes à travers des processus tels que la dissonance cognitive et l'attention sélective.

Un autre avantage caché des journaux est qu'ils aident à la pratique de l'auto-observation. L'auto-observation sous forme écrite entraîne une plus grande utilisation du cortex pré- frontal, qui peut gravement être compromis chez les personnes ayant des problèmes de santé mentale (Frodl et coll., 2008). L'auto-observation accrue par l'utilisation des journaux élargit également la capacité de mémoire de travail, ce qui est bénéfique pour les personnes qui éprouvent des difficultés d'exécution en raison de l'anxiété et/ou de la dépression.

Dans ce chapitre, nous avons inclus plusieurs types de journaux allant de la pensée standard, aux émotions en passant par les comportements. Ces journaux incluent un aperçu visuel du corps humain. Les journaux visuels peuvent être utiles aux personnes (adultes et enfants) qui ne savent pas comment décrire leurs symptômes ou pour les personnes qui veulent indiquer l'endroit où elles ressentent le plus d'émotions à travers le dessin.

Dans la plupart des cas, il est bon de compléter au moins une partie d'un journal avec votre patient avant de lui demander de remplir un journal dans le cadre de ses devoirs à la maison.

---

**Les journaux liés aux pensées, émotions, physiologies et comportements**

Les journaux le plus couramment distribués lors des TCC sont les journaux pour la pensée, les émotions, la physiologie et le comportement. Un concept particulièrement difficile pour certains patients, qui devrait être identifié avant la fin du journal, c'est la notion que les émotions se situent dans le corps et pas dans la tête. Les journaux encourageront l'analyse corporelle régulière. Ceci sera bénéfique pour vos patients, car ils : a) évoquent une plus grande conscience sensorielle et b) encouragent un traitement empirique accru.

Nous définissons les réactions physiologiques comme des sensations spécifiques qui se produisent dans notre corps. Les changements corporels spécifiques que les gens peuvent remarquer lorsqu'ils sont psychologiquement contrariés comprennent une tension accrue, un serrement de la mâchoire, un serrement de la poitrine, un mal de tête accru, des palpitations, des sensations une lourdeur dans les jambes, des douleurs thoraciques, des crampes à l'estomac et d'autres sensations similaires.

Nous définissons les émotions comme un moyen d'étiqueter et de donner un sens aux changements corporels spécifiques. De nombreuses réactions physiologiques liées aux émotions sont très similaires : par exemple, les changements physiologiques associés à l'anxiété et à la colère impliquent- a) une augmentation de la fréquence cardiaque, b) une élévation de la tension artérielle et c) une tension dans les principaux groupes musculaires. Cependant, des réactions corporelles similaires peuvent être perçues ou interprétées très différemment et déclencher différents comportements consécutifs. C'est pourquoi nous attachons de l'importance à l'étiquetage des émotions. Le fait de nommer les émotions aide les patients à discerner ce qu'ils ressentent, comprendre où l'émotion se situé, et de reconnaître ce qui leur arrive est « juste une sensation ».

---

**Liste de problèmes**

Il sera utile d'aider votre patient à dresser la liste des problèmes qu'il ou elle rencontre, le plus tôt possible. Souvent, il n'est pas possible de travailler sur tous les problèmes qui figurent sur la liste de patients. Cependant, une liste vous donnera l'opportunité de hiérarchiser les problèmes et vous amènera naturellement à poser la question suivante : « Quel est le problème qui vous bouleverse le plus ? »

Lorsque le financement de la thérapie est limité ou que le nombre de séances est fixe, se concentrer sur un domaine spécifique ou travailler sur un seul problème à la fois vous aidera à gérer vos attentes ainsi que celles de votre patient.

Une liste de problèmes est quelque chose que vous pouvez consulter aux intervalles réguliers pour évaluer les progrès et qui peut être remis aux patients avant traitement. Une autre utilisation de cette liste est l'auto assurance pour le thérapeute. En raison

### Fiche de préparation pour thérapie

Une fiche de préparation pour thérapie aidera votre patient à focaliser son attention sur un problème ce qui rend l'intervention beaucoup plus gérable. Se concentrer sur un problème clairement défini et mesurable réduit également le risque de plaintes auprès des organismes professionnels. Malheureusement, les plaintes auprès des organismes professionnels sont en augmentation pour toutes sortes de raisons, et la définition claire du problème sur lequel vous travaillez au début du traitement vous offrira une protection à un niveau professionnel. La détermination des résultats désirés dès le début du traitement aidera également les processus d'évaluation en cours et à la fin du processus de thérapie, et améliorera la motivation de votre patient.

### Journal humeur

Les journaux d'humeur peuvent être très bénéfiques, car ils peuvent aider à identifier les déclencheurs autour de votre patient qui peuvent conduire à une hausse du stress. Ils peuvent également être utiles pour les personnes qui sont déprimées ou pour les patients qui ont un rappel en mémoire trop général. Il n'est pas inhabituel pour les patients dépressifs d'affirmer que toute leur semaine a été horrible et de ne pas se souvenir de variations positives dans leur humeur. Tenir un journal d'humeur peut mettre en évidence les variations diurnes de l'humeur et aider les patients à surveiller leur humeur au fil du temps. Si les variations sont constatées, cela peut conduire à l'utilisation des calendriers d'activité ; des outils très utiles, quand utilisés correctement dans le contexte TCC.

### Calendrier d'activités

Le calendrier d'activités est un outil très puissant dans le contexte du TCC, et agit simultanément comme une évaluation et une stratégie d'intervention. Dans la plupart des cas, les mesures du plaisir et de la performance sont enregistrées, bien que le thérapeute puisse choisir les dimensions les plus pertinentes pour ses patients. En tant qu'outil, le calendrier d'activités encourage une réflexion plus approfondie sur les activités qui peuvent contribuer à une vie agréable, et peut aider les patients à identifier comment une existence basée sur des hypothèses (par exemple, « Si je fais avancer les choses, tout ira bien ») ne conduit pas nécessairement à une amélioration de l'humeur.

### Autres journaux

Nous avons inclus une sélection d'autres journaux dans ce chapitre. Ces journaux peuvent être utilisés pour travailler sur des domaines particuliers ayant besoin d'élaboration. Dans cet esprit, nous avons inclus des journaux intimes pour enregistrer l'impact des pensées intrusives, des réactions de colère et des comportements problématiques. Comme pour tous les journaux, les documents basés sur la pensée, l'émotion et le comportement encouragent les patients à s'éloigner de leurs problèmes et à regarder les choses d'un point de vue différent et plus équilibré.

---

## Liste de problèmes

Une liste de problèmes peut être très utile en thérapie. Une liste de problèmes peut vous aider à cibler votre attention de manière à ce que, lorsque vous aurez terminé la thérapie, vous utilisiez votre temps pour cibler vos ressources efficacement. Cela aidera également votre thérapeute à mieux utiliser votre temps de traitement. La plupart des personnes entre nous sont très douées pour identifier ce qui ne va pas dans leur vie, et la précision sera très utile lors du traitement TCC.

Vous êtes peut-être venu pour une séance TCC parce que vous êtes en détresse sur le plan émotif, et il est assez fréquent d'éprouver des problèmes d'anxiété, de préoccupations, des crises de panique, de la dépression et de la colère. Cependant, les sensations ne sont pas la cause, mais les symptômes de votre problème. Lorsque vous remplirez votre liste de problèmes, il sera utile de réfléchir aux facteurs qui déclenchent les émotions pénibles dans votre vie. Parmi les problèmes, on peut évoquer:

- La difficulté à s'affirmer dans ses relations.
- La faible estime de soi.
- La difficulté à gérer la charge de travail.
- L'oubli de soi par certains comportements, la consommation des stupéfiants, certains aliments ou de l'alcool.
- L'évitement des activités, comportements ou certains types d'interactions
- Les difficultés à réagir aux pensées et aux émotions.
- Les difficultés par rapport à la confrontation.
- Les difficultés à interagir avec les autres.
- La difficulté à faire preuve de l'empathie auprès d'autrui et/ou à exprimer les émotions. L'auto-analyse critique.

## Liste des problèmes

1.

2.

3.

4.

5.

6.

7.

8.

9.

10.

11.

12.

## Fiche de préparation pour thérapie

Une fiche de préparation pour thérapie aidera à focaliser l'attention sur le problème traité. La première étape à franchir en vue d'instaurer des changements est la reconnaissance de l'existence d'un problème. L'étude détaillée d'un problème peut s'avérer très pratique, car elle rappelle les petits gestes qui ont tendance à abriter le problème. Plus tard, ces détails aideront à résoudre le problème. Un exemple a été exposé ci-dessous.

### Fiche de préparation pour thérapie

**Décrire le problème que je rencontre.**

Je ne cesse de me quereller avec mon partenaire devant mes enfants. Les querelles concernent souvent les choses futiles et elles rendent mes enfants anxieux et mécontents.

**Depuis combien de temps ce problème perdure-t-il ?**

Ce problème perdure depuis aussi longtemps que je me souvienne. Nous avons tous les deux des difficultés à lâcher prise.

**Quel est l'événement potentiellement déclencheur de ce problème ?**

M'accuser d'un tort, ou me critiquer est le principal évènement déclencheur.

**Comment ai-je tenté de résoudre le problème ?**

J'essaie d'abréger la conversation si je ressens le début d'une querelle, mais ceci provoque une angoisse chez mon partenaire qui me reproche d'être distant.

**Quels sont les principaux gestes qui abritent mon problème ?**

De manière générale, riposter aggrave la situation. Si je critique mon partenaire à mon tour, nous allons entrer dans une guerre qui perdurera pendant des jours.

**Que devrais-je faire pour régler ce problème ?**

Trouver une manière différente pour réagir aux commentaires de mon partenaire. Il faut être deux, pour poursuivre une querelle.

**En quoi la vie serait-elle différente sans ce problème ?**

La vie serait plus paisible et il y aurait moins d'énergie négative dans l'ambiance de la maison. Les enfants seront plus détendus.

## Fiche de préparation pour thérapie

**Décrire le problème que je rencontre.**

**Depuis combien de temps ce problème perdure-t-il ?**

**Quel est l'événement potentiellement déclencheur de ce problème ?**

**Comment ai-je tenté de résoudre le problème ?**

**Quels sont les principaux gestes qui abritent mon problème ?**

**Que devrais-je faire pour régler ce problème ?**

**En quoi la vie serait-elle différente sans ce problème ?**

## Les journaux pour les pensées, les émotions, les physiologies et les comportements

Une fois un problème identifié ; remplir les journaux de pensées, d'émotions, de physiologies et de comportements peut s'avérer très utile. En outre de support de travail lors des séances, remplir ces journaux, agiront également comme niveau d'intervention TCC faible. Généralement, la plupart d'entre nous vit de façon automatique, sans prêter attention a) à notre manière de réfléchir, b) de réagir aux émotions c) aux circonstances qui nous poussent à réagir d'une certaine manière.

Remplir le journal apporte une prise de connaissance supplémentaire des processus automatiques. Dès que ces tendances sont amenées dans notre perception consciente, nous disposons aussi tôt de plus de choix sur le plan de réactions. C'est dû au fait que noter les informations aide à prendre du recul et à observer. Ce type de détachement ciblé incitera l'autoréflexion. Dès que nous commençons à examiner les raisons qui nous poussent à penser, sentir ou nous comporter d'une certaine manière, nous impliquons le cortex préfrontal, qui peut fréquemment se désengager lorsque nous sommes bouleversés.

**Journal pour noter les pensées, les émotions, la physiologie et les comportements**

| **Heure :**<br>**Date :**<br>**L'événement déclencheur :** | **Pensées, par exemple « Ils me prennent pour un imbécile »** | **Émotion, par exemple l'angoisse, la colère, la honte, l'écœurement.** | **Comportement, par exemple éviter une situation.** |
|---|---|---|---|
| 12:00<br>6 juin<br>Désaccord avec un entraîneur de foot opposant. | 'Il accepte la décision de l'arbitre, car c'est plus facile pour lui. Ma réaction démontre que je ne tourne vraiment pas rond. Il se moque de moi et me prend pour un imbécile.' | L'angoisse, la colère, la culpabilité, la honte. | Émettre une protestation formelle. Réfléchir à des moyens pour se venger de lui. Jouer la scène dans ma tête pendant quelques jours. Avoir un sentiment de culpabilité et de honte à cause de ma manière de penser. |

## Journal pour noter les pensées, les émotions, la physiologie et les comportements

| Heure :<br>Date :<br>L'événement déclencheur : | Pensées, par exemple « Ils me prennent pour un imbécile » | Émotion, par exemple l'angoisse, la colère, la honte, l'écœurement. | Comportement, par exemple éviter une situation. |
|---|---|---|---|
| | | | |

## Fiche de la pensée, de l'émotion, de la physiologie et du comportement

**Jour :**

**Heure :**

**L'événement déclencheur :**

**Pensées :**

**Réactions physiologiques**

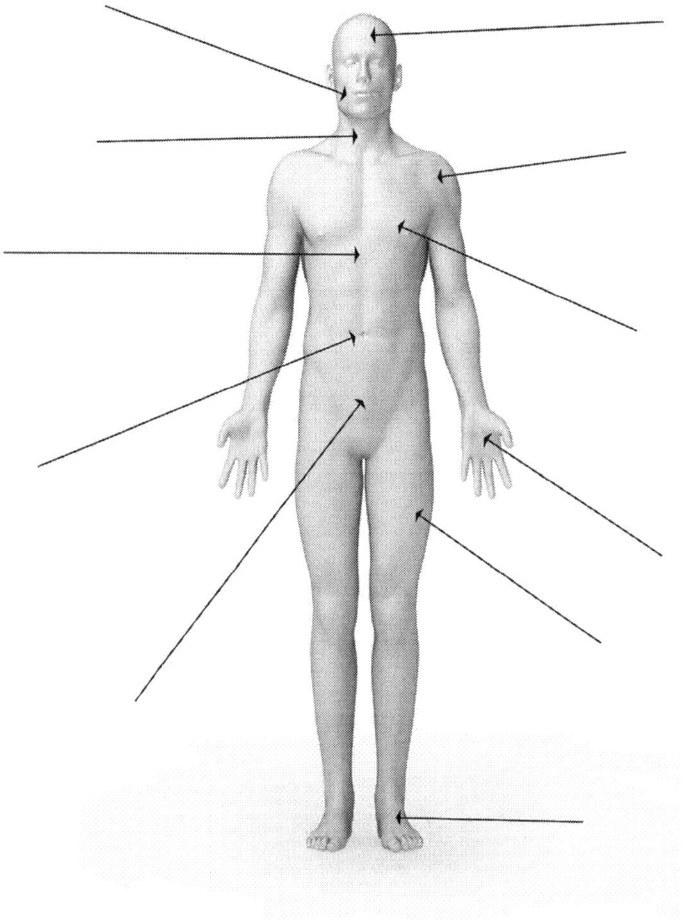

**Émotions :**

**Comportements :**

## Type de pensée, sentiment, physiologie et comportement

**Heure :**

**Date :**

**Événement :**

**Notez vos pensées dans ce champ :**

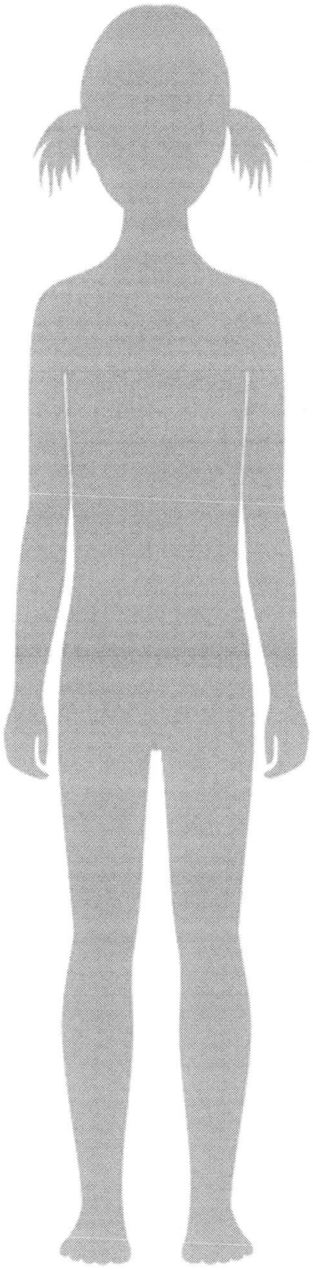

**À l'aide d'un stylo, marquez l'endroit où vous avez plus ressenti vos sensations sur la silhouette à gauche.**

**Cochez le thermomètre qui illustre l'intensité de la sensation.**

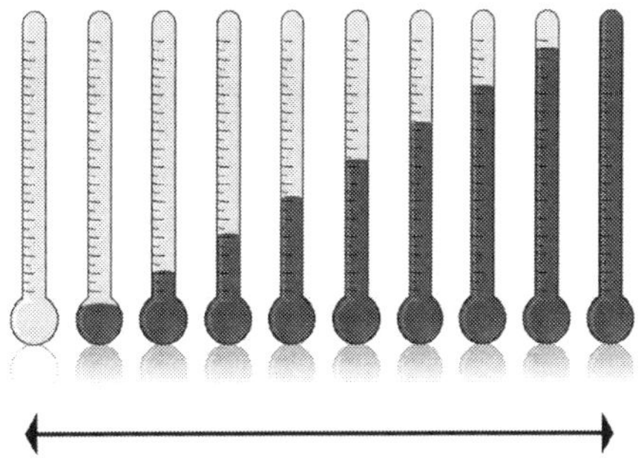

**Aucune** **Au maximum**

**Notez ce que vous avez fait ici :**

## Type de pensée, sentiment, physiologie et comportement

**Heure :**

**Date :**

**Événement :**

**Notez vos pensées dans ce champ :**

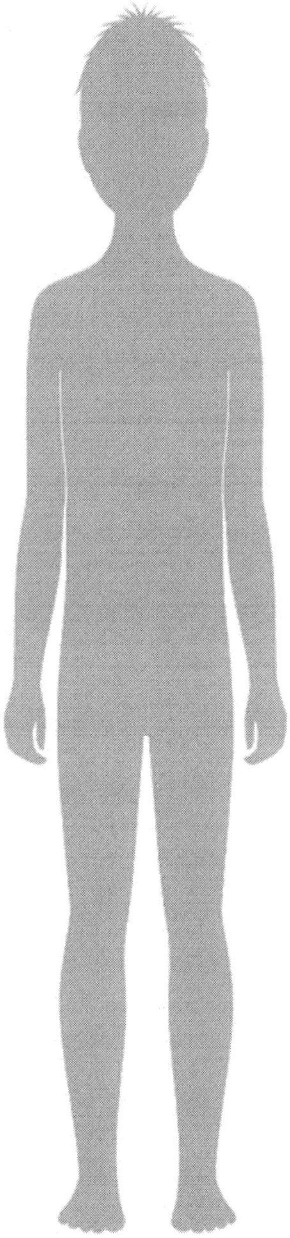

**À l'aide d'un stylo, marquez l'endroit où vous avez plus ressenti vos sensations sur la silhouette à gauche.**

**Cochez le thermomètre qui illustre l'intensité de la sensation.**

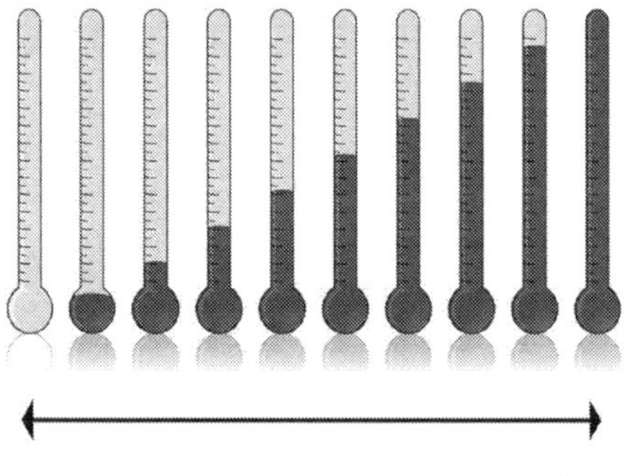

**Aucune** **Au maximum**

**Notez ce que vous avez fait ici :**

## Journal de pensées intrusives

Les pensées intrusives comme leur nom suggère viennent à l'esprit sans y être invitées. Les pensées intrusives surviennent fréquemment lors d'une émotion intense. Les pensées intrusives surviennent les plus fréquemment sous forme d'images, particulièrement ardentes, et paraissent réelles. La plupart des individus éprouvent ces types de pensées régulièrement. Il pourrait s'agir des pensées liées aux accidents de voiture, explosions d'avions, maladies sérieuses ou le décès d'un proche. La majorité d'entre nous écarte ces pensées en disant que ce ne sont que – des pensées. Cependant, des individus peuvent lutter contre les pensées intrusives, vu qu'ils ont ce genre de pensées, ils sont persuadés que : a) quelque chose de mal va arriver et/ou b) il y a quelque chose qui ne tourne pas rond chez eux. Les individus qui souffrent le plus sont ceux qui sont atteints du trouble obsessionnel compulsif (TOC). Beaucoup d'individus atteints du TOC adoptent des rituels ou des comportements pour réduire l'intensité émotionnelle de leurs pensées. Un exemple du journal de pensée intrusive est exposé ci-dessous.

**Journal de pensées intrusives**

| **Heure :**<br>**Date :**<br>**L'événement déclencheur :** | **Pensées par exemple l'image d'une personne qui se faisait du mal à elle-même.** | **L'interprétation de la pensée par exemple, 'Cela signifie que je veux le faire !'** | **Comportement par exemple éviter d'être seul avec cette personne.** |
|---|---|---|---|
| 15 :00<br>Le 29 mars<br>Au travail. Je me demandais ce que mon fils faisait à la maison. | Une image vive de mon fils quand il sera plus âgé en train de se faire du mal volontairement. | Cela va arriver. Je suis un mauvais parent et c'est de ma faute. | Développer un régime de sur-protection envers le fils. Faire les choses pour lui. |

## Journal de pensées intrusives

| Heure :<br>Date :<br>L'événement déclencheur : | Pensées par exemple l'image d'une personne qui se faisait du mal à elle-même. | L'interprétation de la pensée par exemple, 'Cela signifie que je veux le faire !' | Comportement par exemple éviter d'être seul avec cette personne. |
| --- | --- | --- | --- |
| | | | |

# Journaux de l'humeur et calendriers des activités

Les journaux d'humeur sont très utiles pour garder une trace de l'humeur et prendre conscience des types d'activité qui entraînent des changements d'humeur. La plupart du temps, la mémoire seule n'est pas fiable quand il s'agit de se rappeler quelles activités ont un impact sur l'humeur. Souvent, la façon la plus efficace d'évaluer l'humeur est de garder des traces pendant que l'expérience. La dépression en particulier peut entraîner des fluctuations d'humeur tout au long de la journée. Les aspects de la vie ou des comportements peuvent également avoir un impact sur l'humeur sans que l'individu en soit conscient. Garder une trace de l'humeur aidera à identifier les aspects externes ou internes de la vie qui maintiennent ne place la détresse émotionnelle. Si vous remarquez des fluctuations dans votre humeur, c'est un sujet de discussion potentiel avec votre thérapeute ou avec votre psychiatre / médecin généraliste si vous êtes sous médicaments.

**Journal de l'humeur**

Veuillez utiliser ce journal pour garder un historique de votre humeur. Pour chaque période donnez-vous une note entre 0 et 10 où 10 représente l'intensité la plus élevée.

Pour le champ sentiment positif, veuillez évaluer l'intensité globale de votre bonne humeur pour chaque période. Il peut s'agir, par exemple de manifester un intérêt, être excité, enthousiaste, fort, fier, etc.

Pour le champ sentiment négatif, veuillez évaluer l'intensité globale de votre mauvaise humeur pour chaque période. Il peut s'agir, par exemple de se sentir angoissé, hostile, d'avoir peur, ressentir un sentiment de bouleversement, ressentir un sentiment de honte.

Jour Date

| Période | Sentiment positif 0 à 10 | Sentiment négatif 0 à 10 |
|---|---|---|
| 06 :00 à 12 :00 | | |
| 12 :00 à 1800 | | |
| 18 :00 à 00 :00 | | |

Jour Date

| Période | Sentiment positif 0 à 10 | Sentiment négatif 0 à 10 |
|---|---|---|
| 06 :00 à 12 :00 | | |
| 12 :00 à 1800 | | |
| 18 :00 à 00 :00 | | |

Jour Date

| Période | Sentiment positif 0 à 10 | Sentiment négatif 0 à 10 |
|---|---|---|
| 06 :00 à 12 :00 | | |
| 12 :00 à 1800 | | |
| 18 :00 à 00 :00 | | |

Jour Date

| Période | Sentiment positif 0 à 10 | Sentiment négatif 0 à 10 |
|---|---|---|
| 06 :00 à 12 :00 | | |
| 12 :00 à 1800 | | |
| 18 :00 à 00 :00 | | |

Jour Date

| Période | Sentiment positif 0 à 10 | Sentiment négatif 0 à 10 |
|---|---|---|
| 06 :00 à 12 :00 | | |
| 12 :00 à 1800 | | |
| 18 :00 à 00 :00 | | |

Jour Date

| Période | Sentiment positif 0 à 10 | Sentiment négatif 0 à 10 |
|---|---|---|
| 06 :00 à 12 :00 | | |
| 12 :00 à 1800 | | |
| 18 :00 à 00 :00 | | |

Jour Date

| Période | Sentiment positif 0 à 10 | Sentiment négatif 0 à 10 |
|---|---|---|
| 06 :00 à 12 :00 | | |
| 12 :00 à 1800 | | |
| 18 :00 à 00 :00 | | |

Jour Date

| Période | Sentiment positif 0 à 10 | Sentiment négatif 0 à 10 |
|---|---|---|
| 06 :00 à 12 :00 | | |
| 12 :00 à 1800 | | |
| 18 :00 à 00 :00 | | |

Jour Date

| Période | Sentiment positif 0 à 10 | Sentiment négatif 0 à 10 |
|---|---|---|
| 06 :00 à 12 :00 | | |
| 12 :00 à 1800 | | |
| 18 :00 à 00 :00 | | |

## Journal de l'humeur

Veuillez utiliser ce journal pour garder un historique de votre humeur. Pour chaque période donnez-vous une note entre 0 et 10 où 10 représente l'intensité la plus élevée.

Pour le champ sentiment positif, veuillez évaluer l'intensité globale de votre bonne humeur pour chaque période. Il peut s'agir, par exemple de manifester un intérêt, être excité, enthousiaste, fort, fier, etc.

Pour le champ sentiment négatif, veuillez évaluer l'intensité globale de votre mauvaise humeur pour chaque période. Il peut s'agir, par exemple de se sentir angoissé, hostile, d'avoir peur, ressentir un sentiment de bouleversement, ressentir un sentiment de honte.

Jour Date

| Période | Sentiment positif 0 à 10 | Sentiment négatif 0 à 10 |
|---|---|---|
| 06 :00 à 12 :00 | | |
| 12 :00 à 1800 | | |
| 18 :00 à 00 :00 | | |

Jour Date

| Période | Sentiment positif 0 à 10 | Sentiment négatif 0 à 10 |
|---|---|---|
| 06 :00 à 12 :00 | | |
| 12 :00 à 1800 | | |
| 18 :00 à 00 :00 | | |

Jour Date

| Période | Sentiment positif 0 à 10 | Sentiment négatif 0 à 10 |
|---|---|---|
| 06 :00 à 12 :00 | | |
| 12 :00 à 1800 | | |
| 18 :00 à 00 :00 | | |

Jour Date

| Période | Sentiment positif 0 à 10 | Sentiment négatif 0 à 10 |
|---|---|---|
| 06 :00 à 12 :00 | | |
| 12 :00 à 1800 | | |
| 18 :00 à 00 :00 | | |

Jour Date

| Période | Sentiment positif 0 à 10 | Sentiment négatif 0 à 10 |
|---|---|---|
| 06 :00 à 12 :00 | | |
| 12 :00 à 1800 | | |
| 18 :00 à 00 :00 | | |

Jour Date

| Période | Sentiment positif 0 à 10 | Sentiment négatif 0 à 10 |
|---|---|---|
| 06 :00 à 12 :00 | | |
| 12 :00 à 1800 | | |
| 18 :00 à 00 :00 | | |

Jour Date

| Période | Sentiment positif 0 à 10 | Sentiment négatif 0 à 10 |
|---|---|---|
| 06 :00 à 12 :00 | | |
| 12 :00 à 1800 | | |
| 18 :00 à 00 :00 | | |

Jour Date

| Période | Sentiment positif 0 à 10 | Sentiment négatif 0 à 10 |
|---|---|---|
| 06 :00 à 12 :00 | | |
| 12 :00 à 1800 | | |
| 18 :00 à 00 :00 | | |

Jour Date

| Période | Sentiment positif 0 à 10 | Sentiment négatif 0 à 10 |
|---|---|---|
| 06 :00 à 12 :00 | | |
| 12 :00 à 1800 | | |
| 18 :00 à 00 :00 | | |

## Calendrier des activités

Notez l'activité principale que vous faites pendant chaque période.

À la fin de l'activité, évalue votre humeur notamment en termes de la réussite et du bonheur en vous octroyant des points entre 0 et 10, où 10 représente l'intensité la plu élevée et 0 la plus faible.

B – Bonheur
R – Réussite

| Heure | Lundi | | Mardi | | Mercredi | | Jeudi | | Vendredi | | Samedi | | Dimanche | |
|---|---|---|---|---|---|---|---|---|---|---|---|---|---|---|
| | Activité | | Activité | | Activité | | Activité | | Activité | | Activité | | Activité | |
| 08 :00 à 09 :00 | | B | | B | | B | | B | | B | | B | | B |
| | | R | | R | | R | | R | | R | | R | | R |
| 09:00 à 10:00 | | B | | B | | B | | B | | B | | B | | B |
| | | R | | R | | R | | R | | R | | R | | R |
| 10:00 à 11:00 | | B | | B | | B | | B | | B | | B | | B |
| | | R | | R | | R | | R | | R | | R | | R |
| 11:00 à 12:00 | | B | | B | | B | | B | | B | | B | | B |
| | | R | | R | | R | | R | | R | | R | | R |
| 12:00 à 13:00 | | B | | B | | B | | B | | B | | B | | B |
| | | R | | R | | R | | R | | R | | R | | R |
| 13:00 à 14:00 | | B | | B | | B | | B | | B | | B | | B |
| | | R | | R | | R | | R | | R | | R | | R |
| 14:00 à 15:00 | | B | | B | | B | | B | | B | | B | | B |
| | | R | | R | | R | | R | | R | | R | | R |
| 15:00 à 16:00 | | B | | B | | B | | B | | B | | B | | B |
| | | R | | R | | R | | R | | R | | R | | R |
| 16:00 à 17:00 | | B | | B | | B | | B | | B | | B | | B |
| | | R | | R | | R | | R | | R | | R | | R |
| 17:00 à 18:00 | | B | | B | | B | | B | | B | | B | | B |
| | | R | | R | | R | | R | | R | | R | | R |
| 18:00 à 19:00 | | B | | B | | B | | B | | B | | B | | B |
| | | R | | R | | R | | R | | R | | R | | R |
| 19:00 à 20:00 | | B | | B | | B | | B | | B | | B | | B |
| | | R | | R | | R | | R | | R | | R | | R |
| 20:00 à 21:00 | | B | | B | | B | | B | | B | | B | | B |
| | | R | | R | | R | | R | | R | | R | | R |

## Calendrier des activités

Notez l'activité principale que vous faites pendant chaque période.

À la fin de l'activité, évalue votre humeur notamment en termes de la réussite et du bonheur en vou octroyant des points entre 0 e 10, où 10 représente l'intensité la plu élevée et 0 la plus faible.

B – Bonheur
R – Réussite

| Heure | Activité | Activité | Activité | Activité | Activité | Activité | Activité |
|---|---|---|---|---|---|---|---|
| | B | B | B | B | B | B | B |
| | R | R | R | R | R | R | R |
| | B | B | B | B | B | B | B |
| | R | R | R | R | R | R | R |
| | B | B | B | B | B | B | B |
| | R | R | R | R | R | R | R |
| | B | B | B | B | B | B | B |
| | R | R | R | R | R | R | R |
| | B | B | B | B | B | B | B |
| | R | R | R | R | R | R | R |
| | B | B | B | B | B | B | B |
| | R | R | R | R | R | R | R |
| | B | B | B | B | B | B | B |
| | R | R | R | R | R | R | R |
| | B | B | B | B | B | B | B |
| | R | R | R | R | R | R | R |
| | B | B | B | B | B | B | B |
| | R | R | R | R | R | R | R |
| | B | B | B | B | B | B | B |
| | R | R | R | R | R | R | R |
| | B | B | B | B | B | B | B |
| | R | R | R | R | R | R | R |
| | B | B | B | B | B | B | B |
| | R | R | R | R | R | R | R |
| | B | B | B | B | B | B | B |
| | R | R | R | R | R | R | R |
| | B | B | B | B | B | B | B |
| | R | R | R | R | R | R | R |

## Calendrier des activités

Notez l'activité principale que vous faites pendant chaque période.

| Heure | Activité | Activité | Activité | Activité | Activité | Activité | Activité |
|---|---|---|---|---|---|---|---|
| | | | | | | | |
| | | | | | | | |
| | | | | | | | |
| | | | | | | | |
| | | | | | | | |
| | | | | | | | |
| | | | | | | | |
| | | | | | | | |
| | | | | | | | |
| | | | | | | | |
| | | | | | | | |
| | | | | | | | |
| | | | | | | | |

## Journal d'activité quotidienne

| Heure | Activité | Plaisir 0 à 10 | Accomplissement 0 à 10 |
| --- | --- | --- | --- |
| | | | |

## Journaux de colère

Bien que, pour la plupart, la colère soit une émotion adaptative saine, son expression peut parfois avoir des effets indésirables. Dans ce cas, il serait utile de remplir les journaux de colère. Remplir un journal de colère apporte une sensibilisation aux types de pensées qui entraînent la colère et les conséquences d'un comportement colérique. L'attention accrue sur nos réactions de colère peut nous amener à faire un choix de comportement différent. Il peut s'avérer très difficile de remplir un journal de colère tout en étant en colère. Si c'est le cas, remplissez votre journal de colère une fois votre colère s'est dissipée, ou lorsque votre colère est moins intense.

**Journal de colère**

| Heure : Date : | Déclencheur | Pensées | Émotion | Changements corporels | Comportement | Conséquences du comportement |
|---|---|---|---|---|---|---|
| 20 :00<br><br>Le 4 mai | Un adversaire qui me fait passer pour un idiot par ses compétences lors d'un jeu collectif. | 'Il me fait passer pour un imbécile.' | Frustration, colère contre soi. | Sensation de chaleur, torse et bras tendus. | Sans réfléchir, envoyer le ballon à travers le terrain lorsque le joueur retournait après avoir marqué un but. | Le ballon passe près de l'oreille du joueur en maquant de peu sa tête. Les autres joueurs ont l'impression que j'ai tiré le ballon sur lui volontairement. |

## Journal de colère

| Heure :<br>Date : | Déclencheur | Pensées | Émotion | Changements corporels | Comportement | Conséquences du comportement |
|---|---|---|---|---|---|---|
| | | | | | | |

CHAPITRE 2

# Formulations longitudinales TCC

Une formulation longitudinale figure parmi les plus importantes de la TCC. Les formulations longitudinales contiennent généralement des informations sur les expériences, les croyances, les principes et les comportements de l'enfance. Il est souvent bénéfique (mais pas essentiel) d'inclure une formulation longitudinale dans les études de cas, car cela donne aux professionnels une idée du patient.

Les informations incluses dans une formulation longitudinale peuvent être identifiées à l'aide de diverses stratégies. Cependant, de loin le point de départ le plus efficace est d'identifier ce qui induit l'affect négatif le plus intense chez votre patient. Lorsque votre patient éprouve quelque chose d'intensément négatif ou désagréable, il y a la possibilité d'accéder aux pensées et aux comportements qui accompagnent l'effet, menant à des exercices de la flèche descendante (abordés dans le chapitre 4 de cet ouvrage). Cet exercice peut aboutir à l'identification des convictions. Une fois les convictions sont identifiées, on peut découvrir les principes en interrogeant les patients sur leurs attentes afin que leurs peurs les plus profondes ne deviennent pas réalité. Les comportements protecteurs ou les stratégies d'adaptation peuvent alors être relativement faciles à dissocier, car vous pouvez simplement poser la question : « Que faites-vous normalement pour suivre vos principes ? » Sachez que les patients peuvent suivre leurs principes en optant pour les comportements sécurisants, par la compensation spécifique ou encore plus simplement en évitant complètement les situations où les principes peuvent être violés.

Les dépliants suivants seront utiles pour offrir aux patients lorsque vous travaillez sur une formulation longitudinale et amélioreront la collaboration. Nous avons inclus trois variantes de formulations longitudinales les plus couramment utilisées dans ce chapitre. Dans chaque cas, un exemple complet est d'abord illustré suivi d'un graphique vide. N'hésitez pas à photocopier les dépliants, des modèles de formulations et des fiches de formulation vierges. Parallèlement, si vous utilisez une version PDF de cet ouvrage, vous pouvez imprimer vos propres fiches.

## Formulation longitudinale de la TCC

Une formulation longitudinale est une explication psychologique qui définit clairement ce qui vous pousse à penser, ressentir et à vous comporter d'une certaine manière. Les formulations longitudinales contiennent généralement des informations sur les expériences, les convictions, les principes et les comportements liés à votre enfance. Les formulations longitudinales sont de nature cyclique et vous donnent une indication de la façon dont votre comportement a tendance à renforcer vos peurs les plus profondes au fil du temps.

## Croyances

Les formulations longitudinales de la TCC comprennent généralement des croyances contraignantes. Dans la littérature sur la TCC, les croyances contraignantes sont appelées « croyances », « convictions » ou « croyances inadaptées ». Les croyances contraignantes sont des idées négatives très fortement liées à soi et /ou aux autres et s'avèrent à être apprises à l'enfance. Les croyances contraignantes ont souvent des thèmes spécifiques et tombent sous quatre domaines généraux. Ces domaines sont : la responsabilité (par exemple, « je suis mauvais ») ; l'auto défiance (par exemple, « j'ai des défauts ») ; le pouvoir et le contrôle (par exemple, « je suis faible ») ; et la sécurité (par exemple, « je ne suis pas en sécurité », « on ne peut pas faire confiance aux autres »). Les croyances contraignantes ont la capacité de freiner la croissance personnelle et sont souvent identifiées tôt dans la thérapie cognitivo comportementale.

Au sein de la TCC, les croyances sont considérées comme inconditionnelles et inflexibles. Vous êtes susceptible de conserver une croyance contraignante si vous ressentez une forte réaction émotionnelle qui est plus intense que la réaction attendue par la plupart des gens dans une situation donnée. Les croyances fonctionnent au niveau des ressentis (niveau de l'expérience) plus tôt qu'à un niveau logique. Les croyances peuvent sembler factuelles, peu importe la preuve que vous avez pour penser le contraire. Par exemple, beaucoup de gens qui pensent qu'ils sont mauvais, n'ont peut-être rien fait de grave dans leur vie et peuvent passer beaucoup de temps à penser ou à se préoccuper de ce que les autres ressentent (ce qui, bien sûr, est inhabituel pour les gens qui sont vraiment mauvais). Les croyances ont tendance à entretenir l'expérience perçue (c'est-à-dire : qu'elles ont toujours l'air vivaces) -tout ce que vous pensez, faites ou dites peuvent être suscités sans cesse avec les mêmes résultats. Les croyances sont très difficiles à défier dans la TCC, car elles sont porteuses d'une charge émotionnelle intense et sont souvent tenues par une forte conviction (ou, en d'autres termes, nous avons tendance à les croire fermement). Heureusement, la rigidité et la validité des croyances peuvent être assouplies par l'utilisation d'exercices sur les expériences spécifiques à la TCC qui mettent l'accent sur la « crédibilité » des croyances.

## Principes et hypothèses subordonnées

Les principes et les hypothèses subordonnées sont des idées que nous mettons en place sciemment ou inconsciemment pour nous protéger de nos croyances contraignantes. Contrairement aux croyances, qui sont inconditionnelles (ce qui signifie qu'elles sont là, peu importe ce que vous pensez, dites ou faites), les principes sont subordonnés. Subordonné signifie que si vous ou d'autres répondez à certaines conditions, vos principes peuvent être respectées et vous pouvez décider que tout va BIEN. Les principes déclenchent souvent la négociation subconsciente et vous pouvez vous trouver en train de changer votre comportement pour garder vos principes intacts ou accommoder vos principes. Une méthode alternative que les gens utilisent pour garder leurs principes intacts est d'éviter les situations qui remettent en cause leurs principes. Par exemple, si vous tenez au principe suivant « Du moment que je réussis tout le temps, tout ira BIEN », vous pouvez essayer de vous assurer que vous avez du succès ou vous pouvez éviter complètement de vous mettre dans des situations difficiles (où vous pourriez connaitre l'échec). D'autres exemples de principes sont : « Du moment que suis fort et en contrôle tout le temps, tout ira BIEN » ou « Du moment que les autres sont contents de moi et que je dis "oui" aux sollicitations, tout ira BIEN » ; « Si je parais normal, tout ira BIEN » et « Si je parais compétent à tout moment, tout ira BIEN ». Vous pouvez déterminer si vous avez un principe en évaluant si vous avez une forte réaction émotionnelle lorsque vous êtes incapable, pour quelque raison que ce soit, de respecter les conditions de votre principe. L'observation de vos réactions émotionnelles aux événements est susceptible d'être la principale méthode que votre thérapeute TCC utilisera pour déterminer si vous avez un principe défini. Les principes sont légèrement plus faciles à défier en utilisant la TCC que les croyances. Pour défier les principes, vous devrez apprendre plusieurs stratégies d'adaptation afin de pouvoir réguler ou apaiser les émotions fortes qui risquent de survenir si vos principes ne sont pas respectés ou si les principes sont violés. Les violations de principes peuvent survenir pendant de longues périodes de temps - des années dans certains cas. (Une violation des principes signifie ostensiblement qu'un principe n'a pas été respecté ou qu'il est cours de violation.) La conséquence de la violation, peut-être une humeur maussade, un état dépressif et de l'anxiété. De manière compensée, les principes peuvent être violés pendant quelques minutes– par exemple– avec les émotions les plus courantes : l'anxiété, la colère, la culpabilité, la honte et l'écœurement.

## Évitement et comportements sécurisants

L'utilisation de comportements d'évitement et sécuritaires (également connus comme des stratégies mal adaptées) est fréquente chez les personnes qui éprouvent une détresse psychologique. Si nous rencontrons une situation d'évitement, nous pouvons reconnaître que cela se produit si nous sommes enclins à rester délibérément loin des situations où nous ressentons des émotions inconfortables. Alternativement, nous pouvons utiliser des comportements sécurisants lorsque nous approchons des situations qui créent la peur. Les exemples de stratégies d'adaptation comprennent : concentrer sur soi-même, se distraire, éviter les conflits, dire « oui » à toutes les sollicitations, se préoccuper de la façon de réagir, planifier des échappatoires et ainsi de suite. Si vous utilisez des comportements d'évitement et/ou sécuritaires, ils sont susceptibles d'entretenir vos problèmes et, au fur et à mesure que le temps passe, leur utilisation continue peut conduire à une perte progressive d'estime de soi et de confiance en soi.

---

## Pensées négatives automatiques

Les pensées négatives automatiques ou les PNA sont les pensées qui sont présentes de nos esprits quand nous sommes bouleversés. Les PNA sont particulièrement actives lorsque nous faisons face à une dépression ou sommes angoissés. C'est important d'identifier les PNA, car elles peuvent avoir un impact important sur nos émotions. Les PNA (contrairement aux croyances) sont relativement faciles à défier en utilisant la TCC. Elles ont tendance à être spécifiques à la situation et très biaisées. Elles sont restreintes et simplistes. Des exemples de PNA sont : « Les gens me trouveront ennuyeux » ; « Je n'ai rien à offrir » ; « Les gens me traitent toujours comme ça. » Les PNA peuvent souvent revêtir différents niveaux d'émotions. Christine Padesky, auteur best-seller de l'ouvrage lié à la TCC « Mind Over Mood », suggère que les meilleurs PNA à identifier et à travailler sont des « connaissances en vogue ». Les connaissances en vogue sont essentiellement des PNA qui transportent des niveaux élevés d'émotions pénibles. Les connaissances en vogue sont généralement liées aux convictions.

## Cycle de croyances, de principes et de comportements

**Croyances**

Je suis faible. Je suis en danger. Je suis incompétent.

**Sentiments quand les principes sont contestés ?**

L'angoisse

**Principe**

Du moment que je n'ai pas de sensations physiques inhabituelles, tout ira bien.

**Principe**

Du moment que je contrôle mes émotions, tout ira bien.

**Principe**

Du moment que je contrôle mon corps, tout ira bien.

**Principe**

Du moment que je reste fort, tout ira bien.

**Incident critique**

Constater un rythme cardiaque ectopique.

**Comportement utilisé pour préserver le principe.**

Surveiller le corps pour toute sensation inhabituelle.

Éviter les situations où je peux éprouver des sensations inhabituelles, par exemple m'entrainer.

S'asseoir près d'une sortie pour une sortie rapide si nécessaire.

Garder du diazépam sur moi.

**De quelle manière les comportements influencent-ils les croyances ?**

Les comportements consolident l'incapacité d'affronter.

La confiance diminue.

## Cycle de croyances, de principes et de comportements

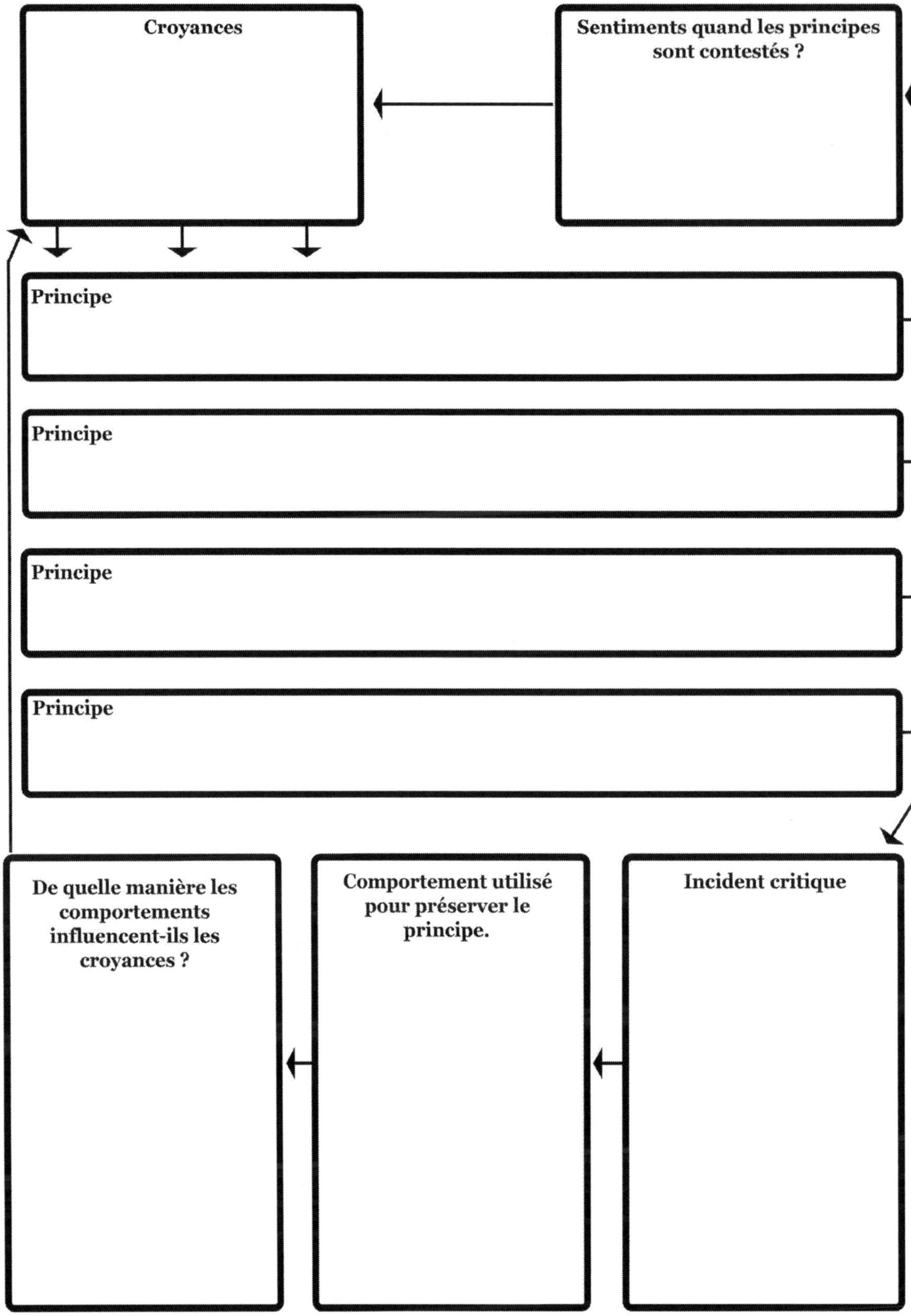

| **Fiche des principes : utilisez le champ à droite pour noter les principes qui vous concernent** | ✓ |
|---|---|
| Du moment que je contrôle la situation, tout ira bien | |
| Du moment que les gens sont contents de moi, tout ira bien | |
| Du moment que je fais les choses parfaitement, tout ira bien | |
| Du moment que je suis le meilleur dans ce que je fais, tout ira bien | |
| Du moment que je n'ai pas de sensations physiques inhabituelles, tout ira bien | |
| Du moment que je me sens bien, tout ira bien | |
| Du moment que je me sens en confiance, tout ira bien | |
| Du moment qu'on ne me reproche rien, tout ira bien | |
| Du moment que je me montre dominant, tout ira bien | |
| Du moment que j'ai une bonne performance, tout ira bien | |
| Du moment que je me sens bien physiquement, tout ira bien | |
| Du moment que je suis ferme, tout ira bien | |
| Du moment que je maitrise ce que je fais, tout ira bien | |
| Du moment que je maitrise le déroulement des choses, tout ira bien | |
| Du moment que les autres pensent que je maitrise ce que je fais, tout ira bien | |
| Du moment que je me sens en sécurité, tout ira bien | |
| Du moment que je donne l'impression d'être compétent, tout ira bien | |
| Du moment que je ne laisse paraitre aucun signe de faiblesse, tout ira bien | |
| Du moment que je réponds 'oui' aux sollicitations, tout ira bien | |
| Du moment que je reste fort, tout ira bien | |
| Quand les choses tournent mal, c'est de ma faute | |
| Du moment que je ne déçois pas les gens, tout ira bien | |
| Du moment que je peux corriger les choses, tout ira bien | |
| Du moment que je contrôle mon corps, tout ira bien | |
| Nombre total de principes approuvés (notez le nombre total des principes approuvés dans cette colonne) | |

| Fiche des principes : utilisez le champ à droite pour noter les principes qui vous concernent | ✔ |
|---|---|
| Du moment que les autres ne me défient pas, tout ira bien. | |
| Du moment que les gens sont contents de moi, tout ira bien. | |
| Du moment que les gens autour de moi ne commettent pas d'erreurs, tout ira bien. | |
| Du moment que les gens me disent que je suis le meilleur dans ce que je fais, tout ira bien. | |
| Du moment que les autres sont là pour moi en cas de besoin, tout ira bien. | |
| Du moment que les gens autour de moi sont heureux, calmes et détendus, tout ira bien. | |
| Du moment que les gens autour de moi sont polis et respectueux, tout ira bien. | |
| Du moment que les gens autour de moi ont confiance en moi, tout ira bien. | |
| Du moment que les autres ne me critiquent pas, tout ira bien. | |
| Du moment que les autres me laissent prendre le contrôle, tout ira bien. | |
| Du moment que les gens autour de moi m'apprécient, tout ira bien. | |
| Du moment que les gens autour de moi me disent que je vais bien, tout ira bien. | |
| Du moment que les gens m'écoutent, tout ira bien. | |
| Du moment que les gens autour de moi savent ce qu'ils font, tout ira bien. | |
| Du moment que les autres me rassurent, tout ira bien. | |
| Du moment que les autres me font confiance, tout ira bien. | |
| Du moment que les autres m'aident à me sentir en sécurité, tout ira bien. | |
| Du moment que les autres m'apprécient, tout ira bien. | |
| Du moment que les autres ne démontrent aucun signe de faiblesse, tout ira bien. | |
| Du moment que les autres mettent mes besoins avant les leurs, tout ira bien. | |
| Du moment que les autres répondent 'oui' à mes sollicitations, tout ira bien. | |
| Du moment que je m'entoure de gens forts, tout ira bien. | |
| Du moment que les autres prennent la responsabilité de leurs erreurs, tout ira bien. | |
| Du moment que les autres ne me déçoivent pas, tout ira bien. | |
| Du moment que les autres peuvent trouver une solution pour moi, tout ira bien | |
| Nombre total de principes approuvés (notez le nombre total de principes approuvés dans la colonne à droite). | |

## Ancien cycle/nouveau cycle

### Passé

**Anciennes croyances**

'Je suis incompétent'

'On ne m'aime pas'

'Je suis sans importance'

**Anciens principes**

Du moment que je contrôle mon environnement, tout ira bien.

Du moment que les autres m'apprécient, tout ira bien.

Du moment que je suis en contrôle de mes émotions, tout ira bien.

Du moment que les autres reconnaissent mes réalisations, tout ira bien.

**Anciens comportements**

Garder les émotions pour soi.

Vérifier et revérifier tout.

Essayer d'anticiper les problèmes avant qu'ils n'apparaissent.

Garder les problèmes pour soi.

Répondre 'oui' aux sollicitations.

Focaliser les efforts sur la réussite.

### Futur

**Nouvelles croyances**

'Tout va bien'

'Je suis moi-même'

'Je suis libre'

**Nouveaux principes**

C'est normal de faire part de mes émotions.

Il n'y a aucun mal à revendiquer mes besoins.

C'est important d'accommoder mes émotions.

Il n'y a aucun mal à faire des erreurs du moment que j'en tire la leçon.

**Nouveaux comportements**

Partager mes ressentis avec les autres.

M'imposer quand j'entreprends quelque chose.

Partager les problèmes avec des personnes de confiance.

Vérifier les choses une fois ou plusieurs fois.

Valider et accepter mes ressentis.

Être moi-même.

## Ancien cycle/nouveau cycle

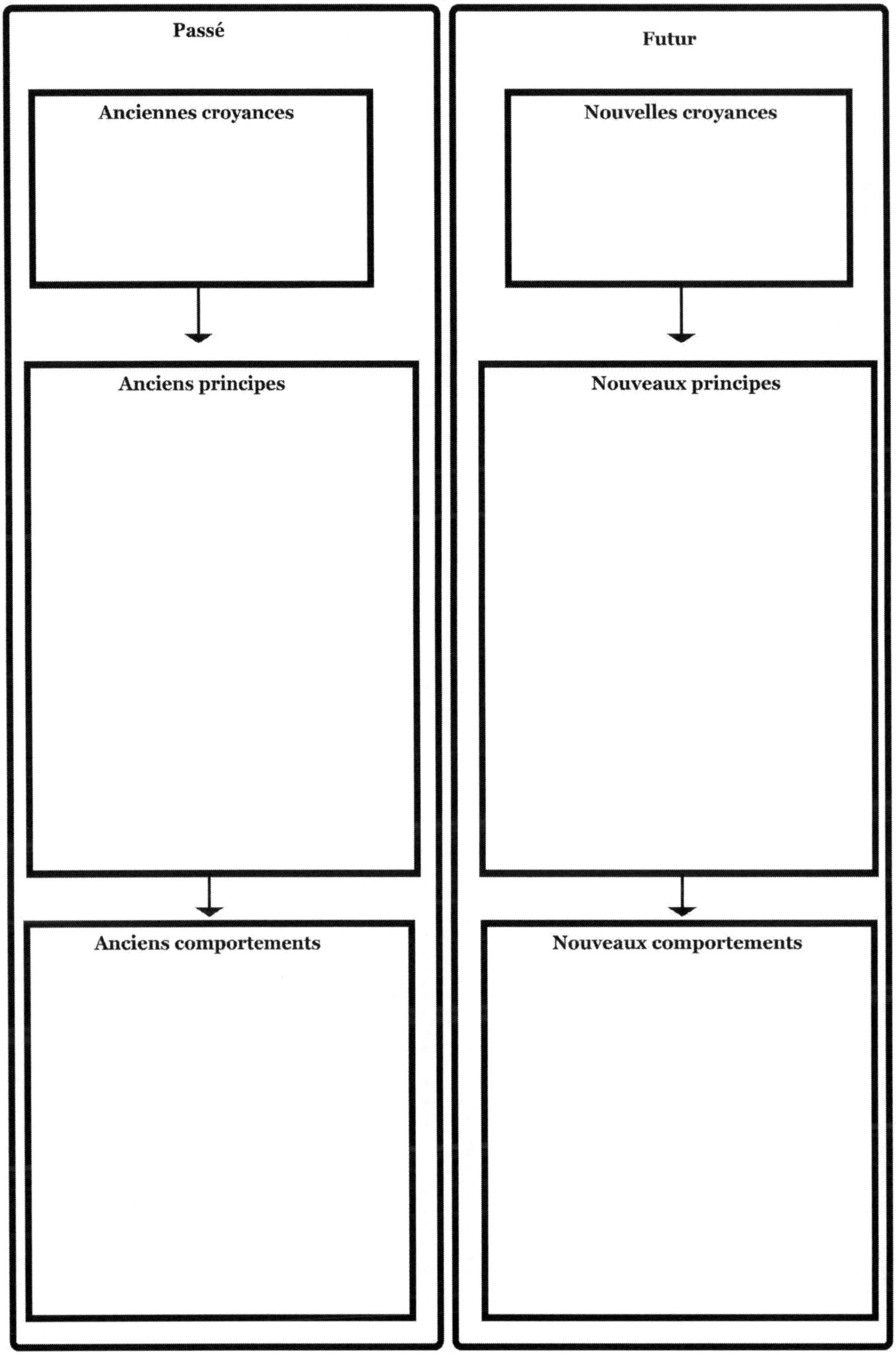

CHAPITRE 3

# Programmes de conservation de la TCC

Les cycles de conservation TCC ou les formulations de conservation sont des explications psychologiques qui attirent l'attention sur le présent. La plupart des cycles de conservation se concentrent sur les pensées, les réactions physiologiques, les émotions et les comportements liés aux problèmes spécifiques. Le cycle de conservation le plus couramment utilisé est le modèle générique TCC bien qu'il existe maintenant de nombreuses variantes liées aux problèmes ou aux troubles spécifiques.

## Le modèle de la TCC générique

Avant de remplir un modèle de la TCC générique, il est généralement pratique d'avoir un journal de pensées complet à disposition, pour travailler sur les pensées automatiques négatives (PNA). Un bon point de départ serait de jeter un coup d'œil sur les pensées dans votre journal et choisir la pensée qui provoque l'émotion la plus pénible.

Une fois que vous aurez sélectionné une PNA, faites tourner la PNA dans votre tête plusieurs fois, puis observer le corps. L'observation corporelle signifie la prise de conscience à travers votre corps et la constatation des changements physiologiques et les émotions qui accompagnent la PNA. La signification derrière la PNA peut être identifiée en vous vous posant la question suivante : « Si cette pensée était vraie, que dirait-elle ou signifierait-elle pour moi ? »

Un cycle générique de la TCC peut être très utile pour rappeler le fonctionnement des prophéties auto réalisatrices. Une continuation naturelle après l'élaboration d'un tel cycle est l'achèvement d'un exercice stimulant sur la PNA, que vous allez également connaître dans la TCC. Après des exercices stimulants sur La PNA, des pensées plus équilibrées peuvent être insérées dans un cycle de TCC positif, vous montrera comment facilement alterner entre des prophéties auto réalisatrices positives et négatives, chacune pouvant être également prévisible. Un des deux cycles est susceptible d'être douloureux et auto limitatif, alors que l'autre sera productif.

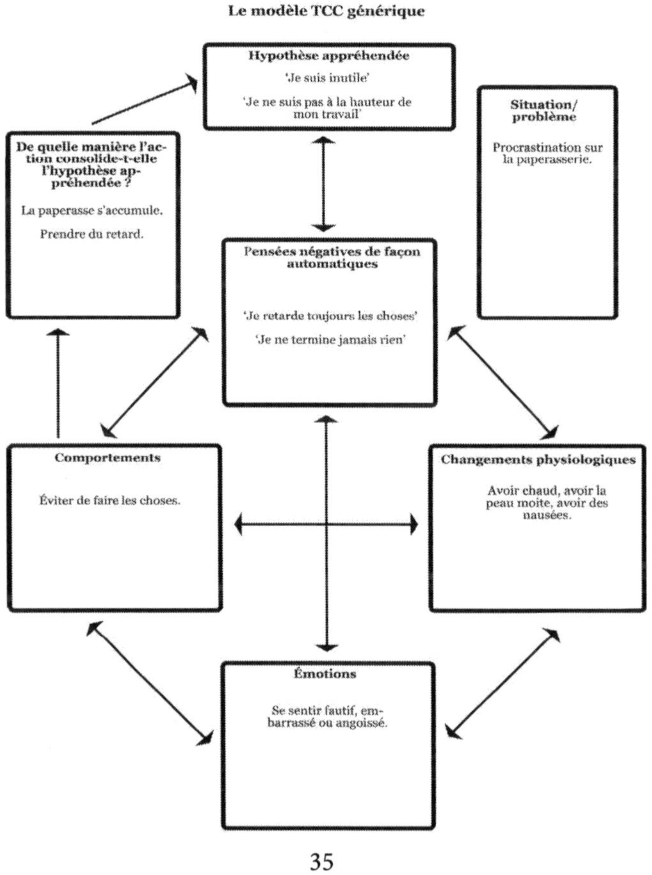

## Le modèle TCC générique

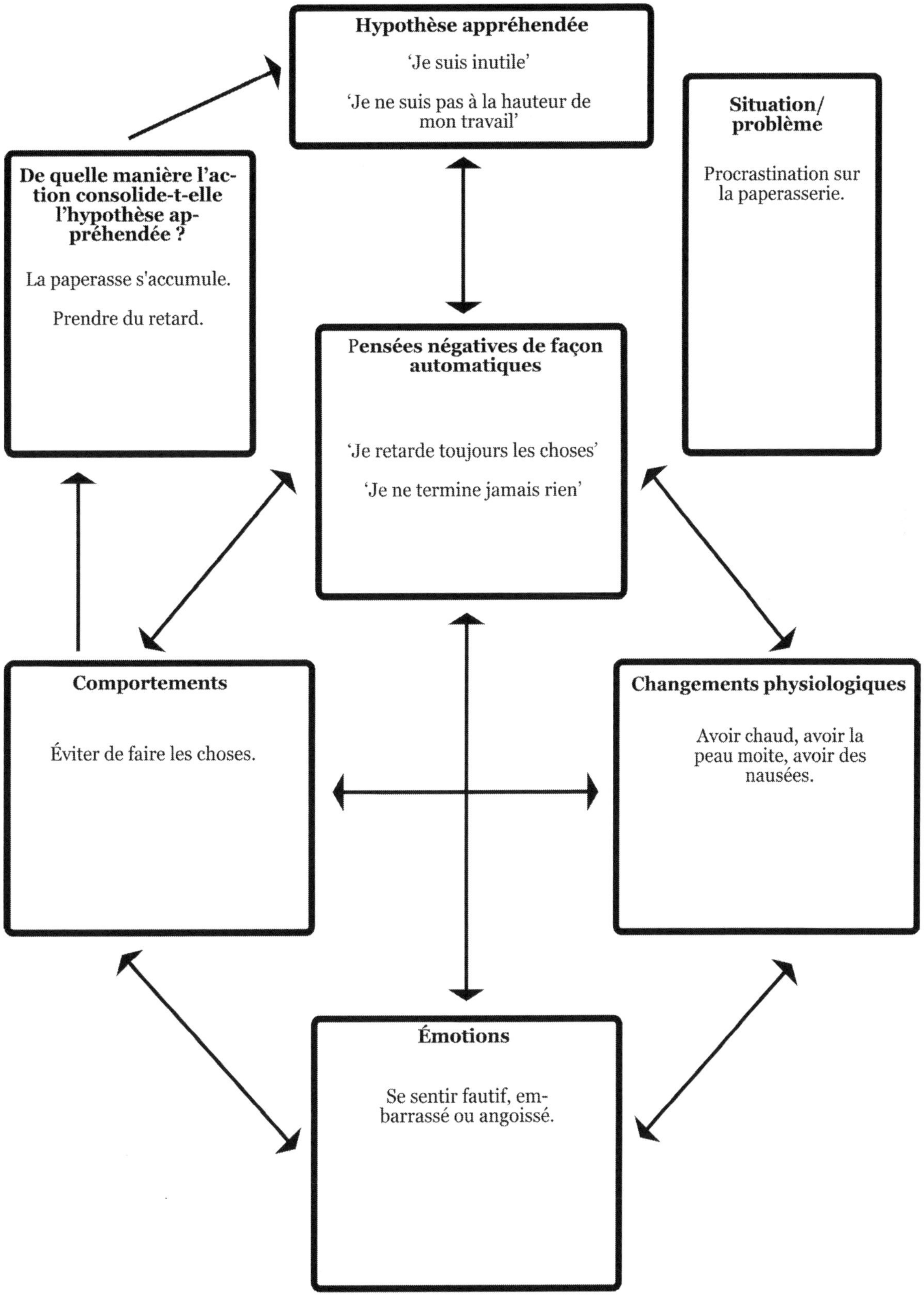

**Le modèle TCC générique**

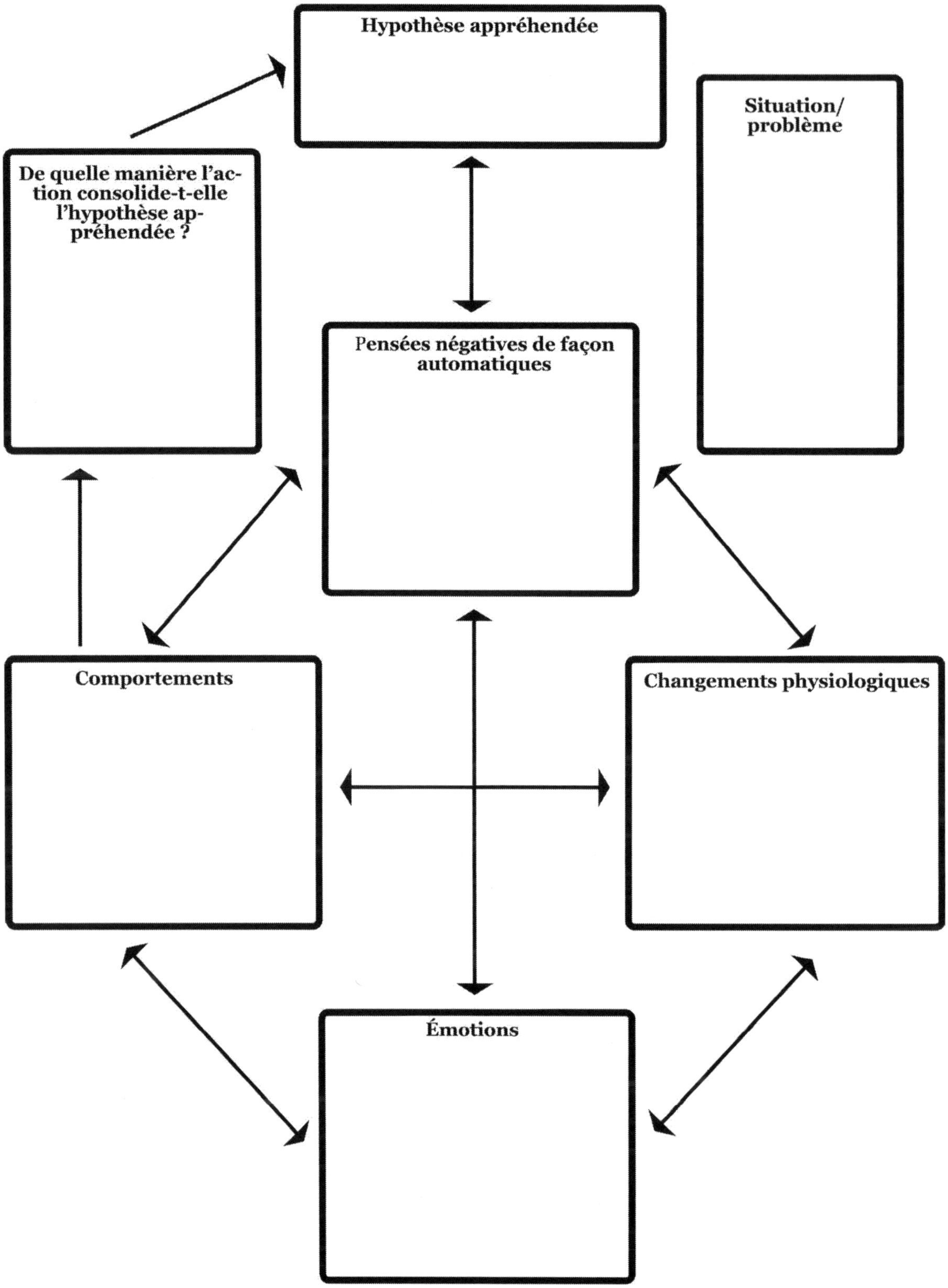

## Cycle des pensées, émotions et comportements

Un cycle de pensées, d'émotions et de comportements est peut-être le meilleur point de départ pour découvrir comment fonctionnent les modèles de TCC. Noter vos pensées, vos émotions et vos comportements pour les placer dans des cycles, comme ci-dessous, améliora votre capacité d'auto-observation. Le processus d'auto-observation seul peut avoir un impact important sur vos processus de pensée et accélérera le rétablissement en réponse aux problèmes de santé mentale. Ce cycle simple est conçu pour vous aider à reconnaître que les pensées peuvent avoir un impact significatif sur les émotions : les émotions peuvent influencer le comportement et le comportement peut déterminer les pensées et les émotions. Bien que ce cycle ne règle pas vos difficultés, il améliorera la prise de conscience de vos problèmes, ce qui vous motivera à apporter des changements.

**Cycle des pensées, sentiments et comportements**

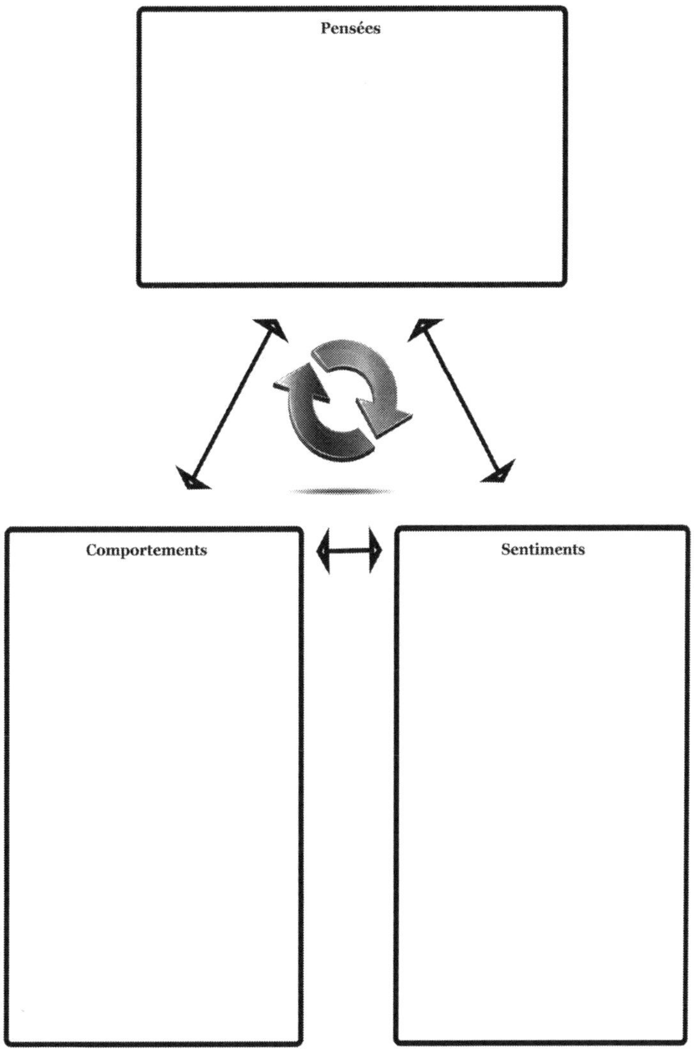

**Cycle des pensées, sentiments et comportements**

**Pensées**

'Elle a fait exprès d'annuler notre rendez-vous parce qu'elle n'aime pas travailler avec moi.'

**Comportements**

Devenir un peu plus agressif, distant et méprisant.

**Sentiments**

Se sentir exaspéré et colérique.

**Cycle des pensées, sentiments et comportements**

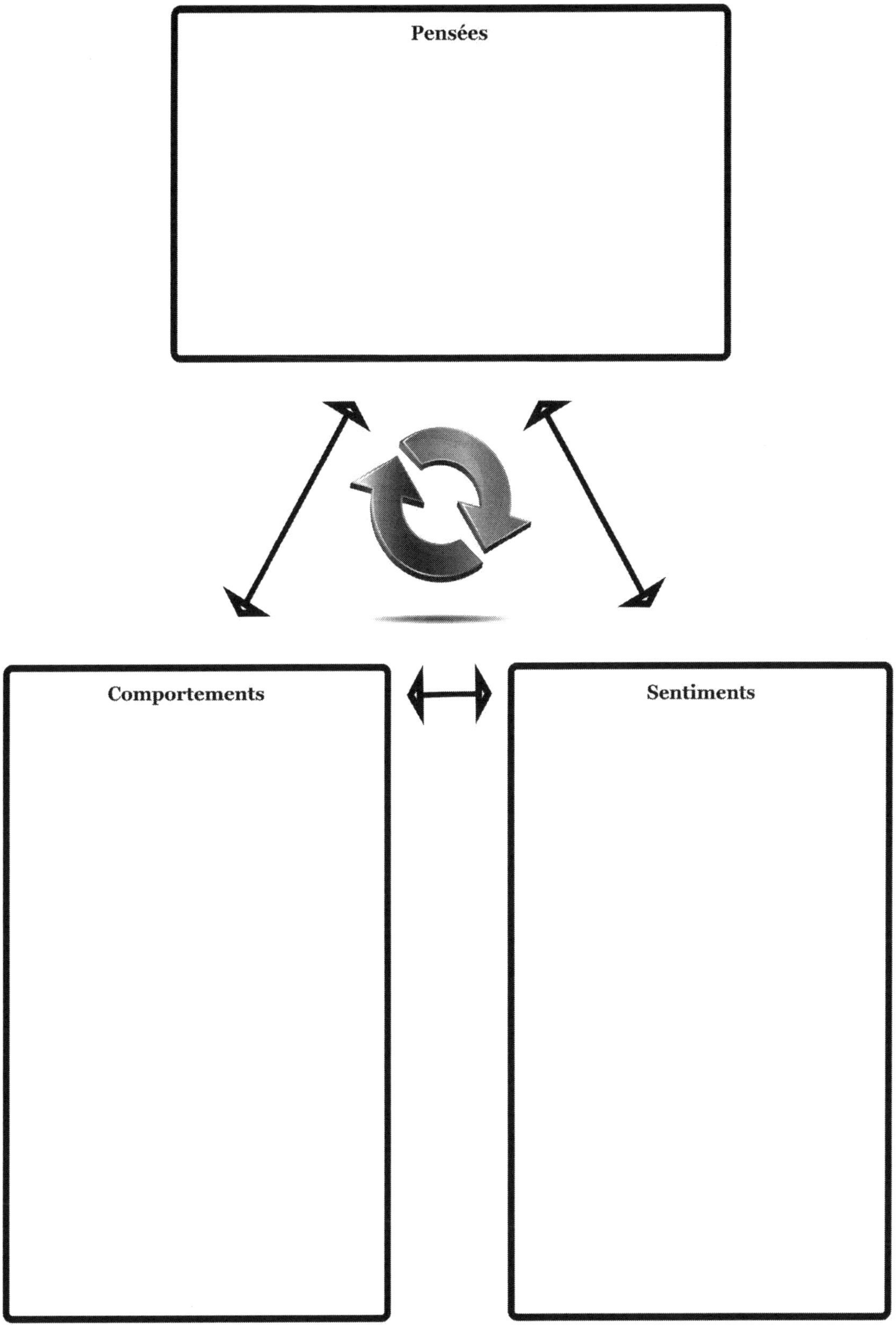

# Un modèle d'anxiété sociale

Les modèles d'anxiété sociale en TCC suggèrent qu'une expérience d'anxiété sociale commence par une situation initiale ou un événement déclencheur qui peut activer les croyances et les suppositions d'un individu. Si vous souffrez de l'anxiété sociale, vos croyances ou vos peurs peuvent s'activer avant, pendant ou après un événement social. Une tendance naturelle si vous êtes socialement angoissé est d'essayer de vous débarrasser ou de cacher votre angoisse. Vous pouvez également adopter des comportements sécurisants, les comportements les plus couramment utilisés étant l'égocentrisme et la préoccupation. L'utilisation de comportements sécurisants conduit généralement aux symptômes accrus de l'anxiété sociale. Vous pouvez ensuite utiliser votre lutte pour faire face à votre anxiété lors des événements sociaux comme preuve supplémentaire pour vos croyances et suppositions.

**Un modèle TCC d'anxiété sociale**

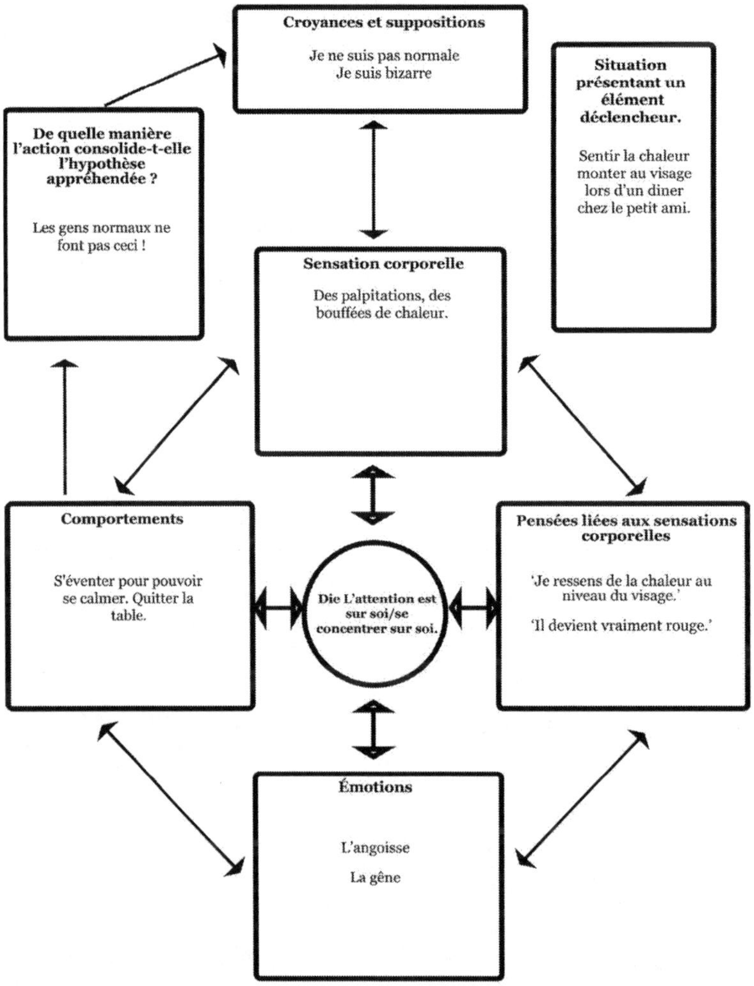

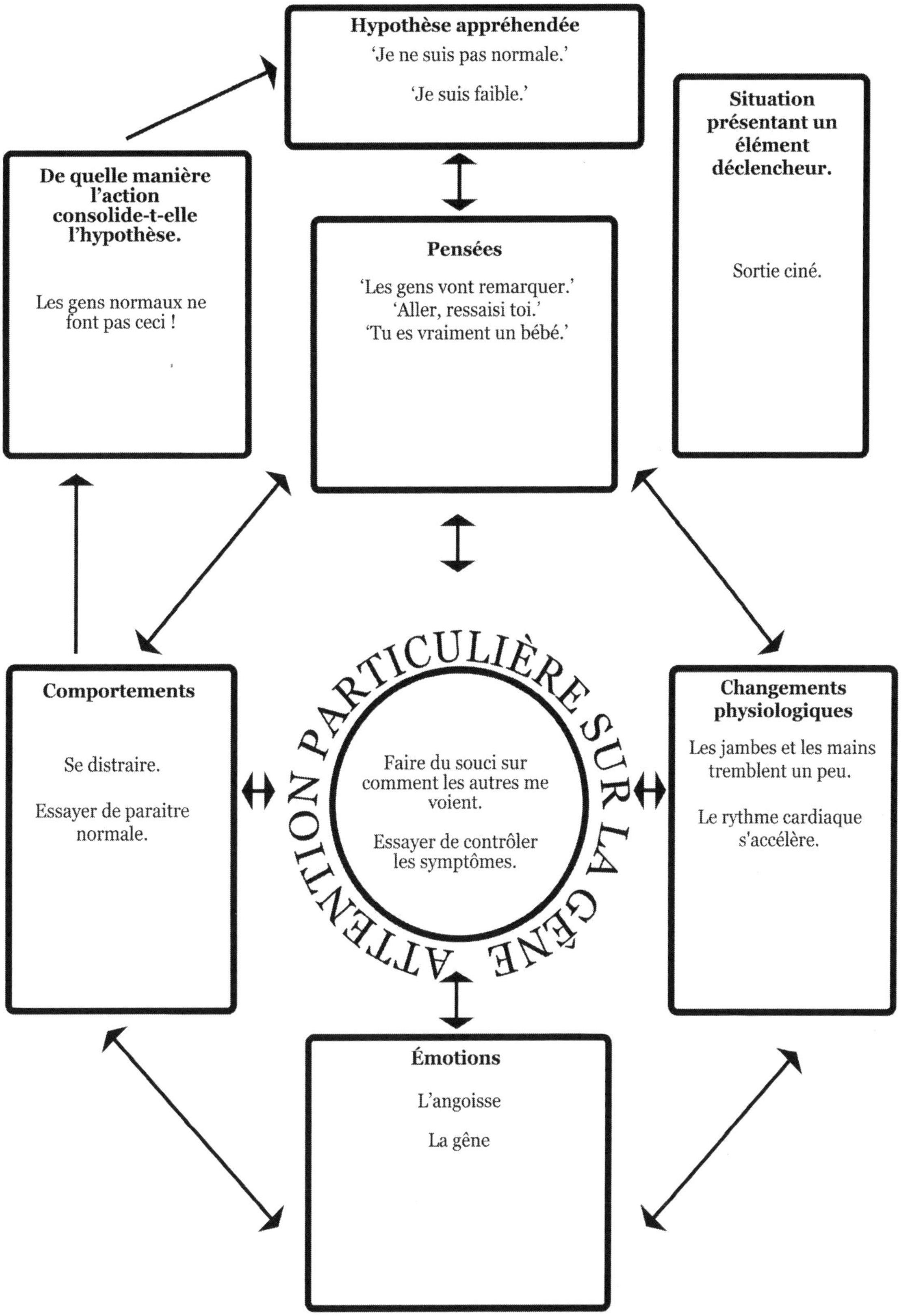

Hypothèse appréhendée
'Je ne suis pas normale.'
'Je suis faible.'
Situation présentant un élément déclencheur.
Sortie ciné.
De quelle manière l'action consolide-t-elle l'hypothèse.
Les gens normaux ne font pas ceci !
Pensées
'Les gens vont remarquer.'
'Aller, ressaisi toi.'
'Tu es vraiment un bébé.'
Comportements
Se distraire.
Essayer de paraitre normale.
ATTENTION PARTICULIÈRE SUR LA GÊNE
Faire du souci sur comment les autres me voient.
Essayer de contrôler les symptômes.
Changements physiologiques
Les jambes et les mains tremblent un peu.
Le rythme cardiaque s'accélère.
Émotions
L'angoisse
La gêne

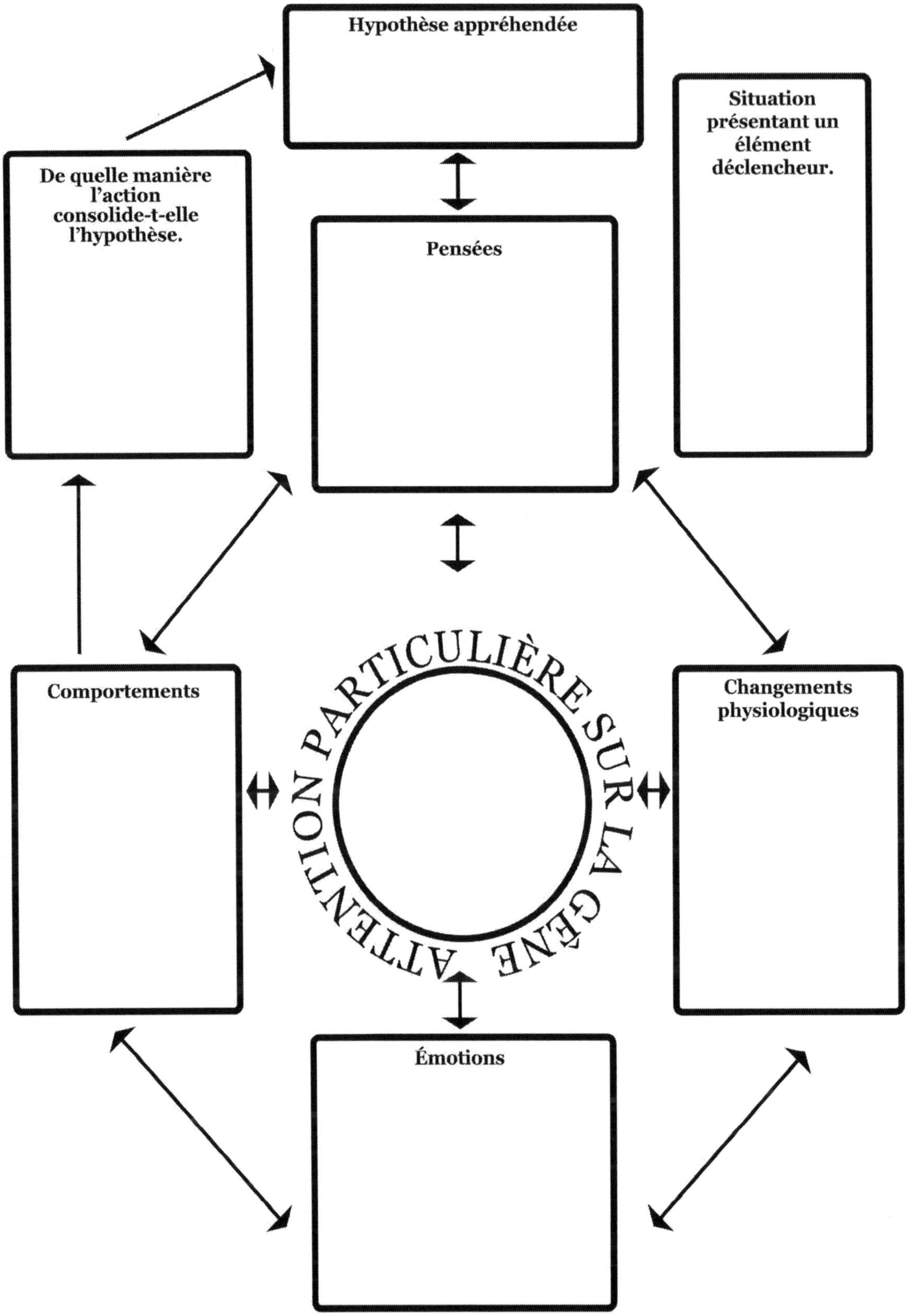
Hypothèse appréhendée
Situation présentant un élément déclencheur.
De quelle manière l'action consolide-t-elle l'hypothèse.
Pensées
Comportements
ATTENTION PARTICULIÈRE SUR LA GÊNE
Changements physiologiques
Émotions

## Modèle « Vicious Flower »

Le modèle « Vicious Flower » est probablement mieux connu pour son utilisation dans le cadre de l'anxiété à l'égard de la santé (Moorey, 2010 ; Wilson & Veale, 2009). Si vous éprouvez de l'anxiété à l'égard de la santé, votre anxiété peut être déclenchée par des pensées intrusives liées à la maladie, et vous pouviez vous retrouver en train d'adopter des comportements sécurisants pour vous aider à vous sentir mieux. Ces comportements sécurisants peuvent être ; observer le corps pour des signes de maladie ; solliciter de l'assurance auprès de votre médecin ; aller sur Internet et rechercher des symptômes ; se préoccuper de la façon dont vous pourriez faire face à une maladie grave ; et solliciter des tests médicaux ou des investigations. Parfois, cependant, les comportements que nous utilisons pour nous sentir en sécurité peuvent nous rendre plus angoissés et nous finissons par être encore plus préoccupés par la recherche de signes et de symptômes de maladie. Le modèle « Vicious Flower » est utilisé comme analogie pour expliquer comment nos habitudes peuvent finir par empirer notre mal-être. « Vicious Flower » est un peu comme une digitale venimeuse. La fleur peut être plaisante à regarder et à toucher, mais si vous recueillez les pétales et commencez à jouer avec elles, vous pouvez finir par vous empoisonner.

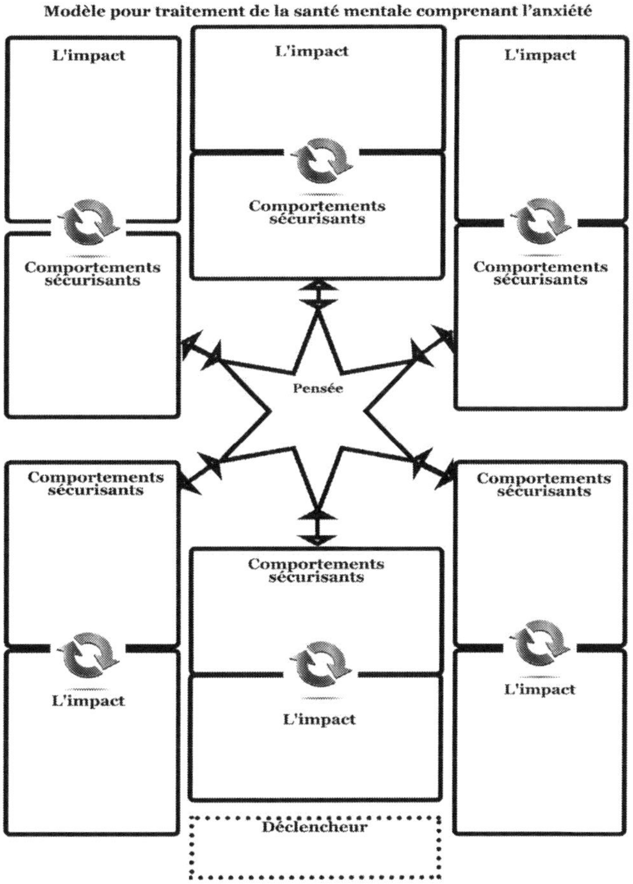

**Modèle pour traitement de la santé mentale comprenant l'anxiété**

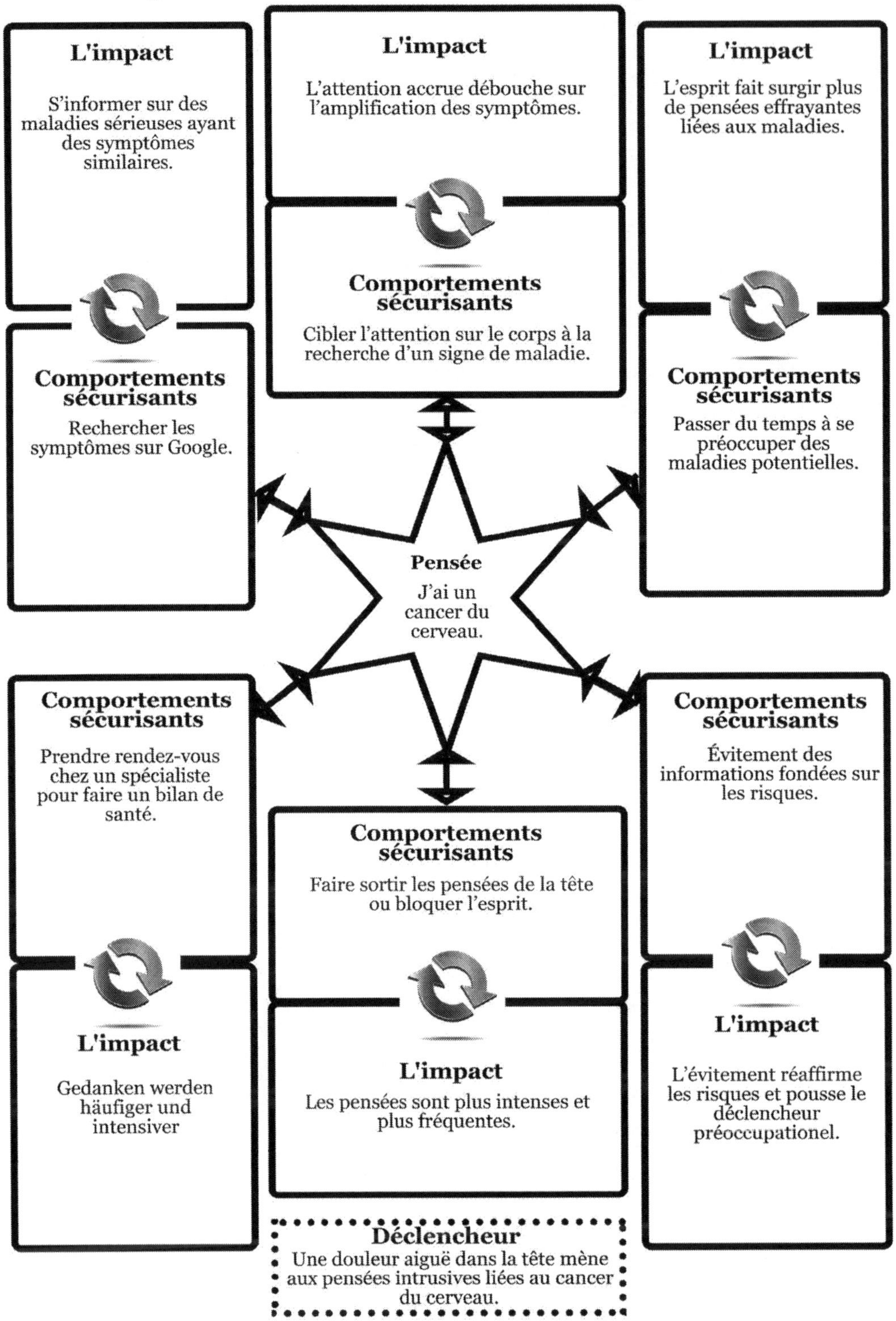

**Modèle pour traitement de la santé mentale comprenant l'anxiété**

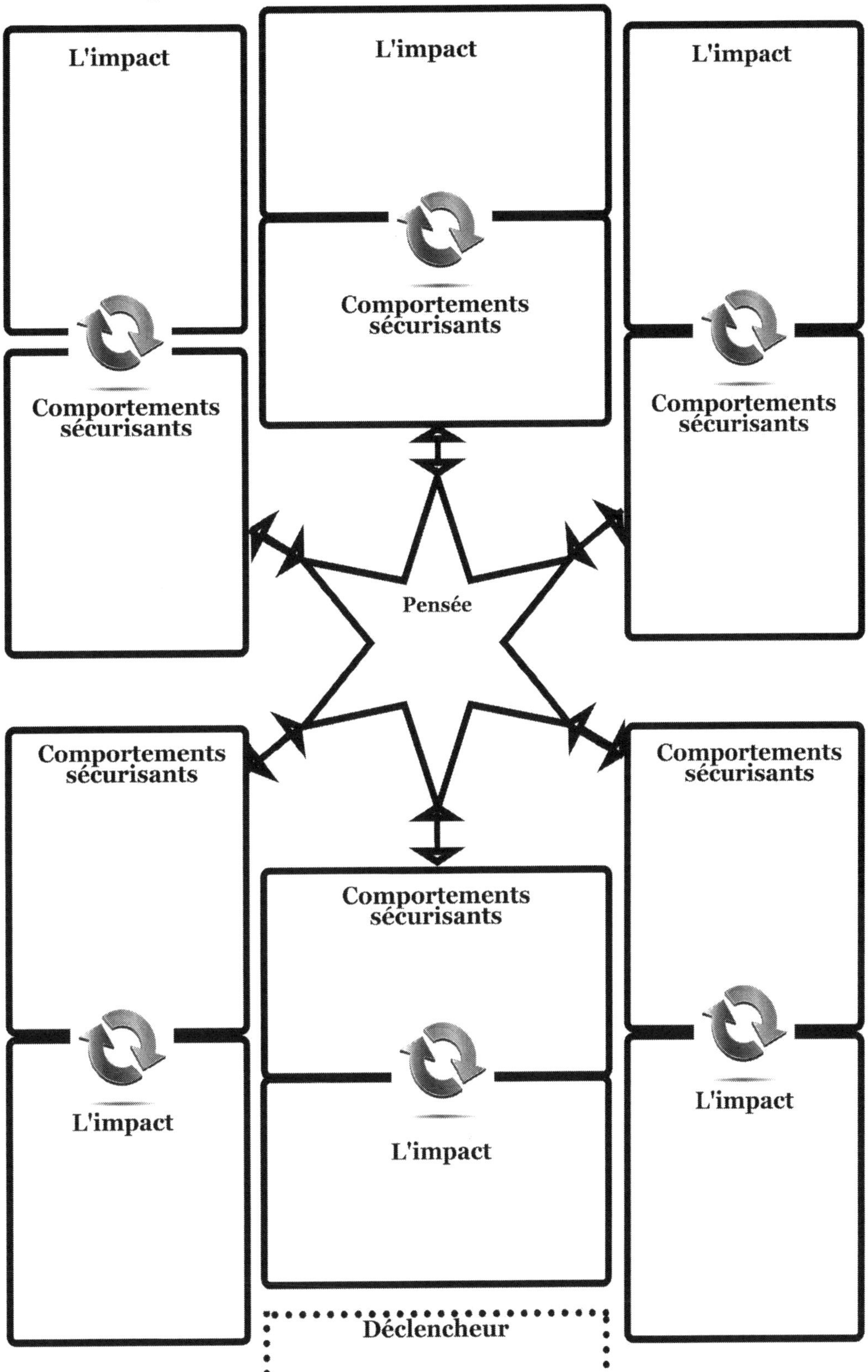

## Le modèle d'anxiété pour le TOC

Les modèles d'anxiété pour le TOC font prendre conscience que c'est notre réaction aux pensées intrusives qui est le facteur le plus important dans le maintien du TOC (Rachman, Coughtrey, Shafran, & Radomsky, 2014). La recherche a révélé que la plupart des gens ont des pensées intrusives, mais peut facilement les rejeter comme étant de « simples pensées » (Abramowitz et coll., 2014). Cependant, les personnes atteintes de TOC ont beaucoup de mal à le faire et utilisent souvent leurs pensées comme preuve que quelque chose de mal est arrivé ou va se produire. Les déclencheurs seront évidemment différents en fonction de la façon dont votre TOC se manifeste. Parmi les personnes souffrant de TOC, il est courant que les déclencheurs environnementaux apportent les pensées intrusives. Une pensée intrusive est une pensée qui se fraye un chemin dans la conscience avec une extrême urgence. Les pensées intrusives semblent sortir de nulle part, transportant des niveaux élevés de détresse émotionnelle avec elles.

Le modèle de Rachman et coll. attire l'attention sur la façon dont les pensées intrusives sont interprétées, surtout si vous les utilisez parfois comme preuve que quelque chose de dangereux est arrivé, quelque chose d'horrible peut arriver, ou qu'il y a quelque chose qui ne tourne pas rond chez vous, à cause de ce type de pensée. Si vous êtes atteint de TOC vous pouvez essayer de neutraliser ou de vous débarrasser d'une émotion intense en adoptant un comportement neutralisant ou en évitant certaines choses. L'action neutralisante ou comportement d'évitement renforce la peur des stimuli initiaux à travers un processus appelé le renforcement négatif. Le renforcement négatif se produit lorsque vous adoptez certains comportements pour éliminer les émotions pénibles. Au fil du temps, au fur et à mesure que les processus se répètent et que les voies de mémoire sont définies, vous pouvez même commencer à adopter certains comportements sécurisants automatiquement, sans réfléchir.

## Modèle TOC standard

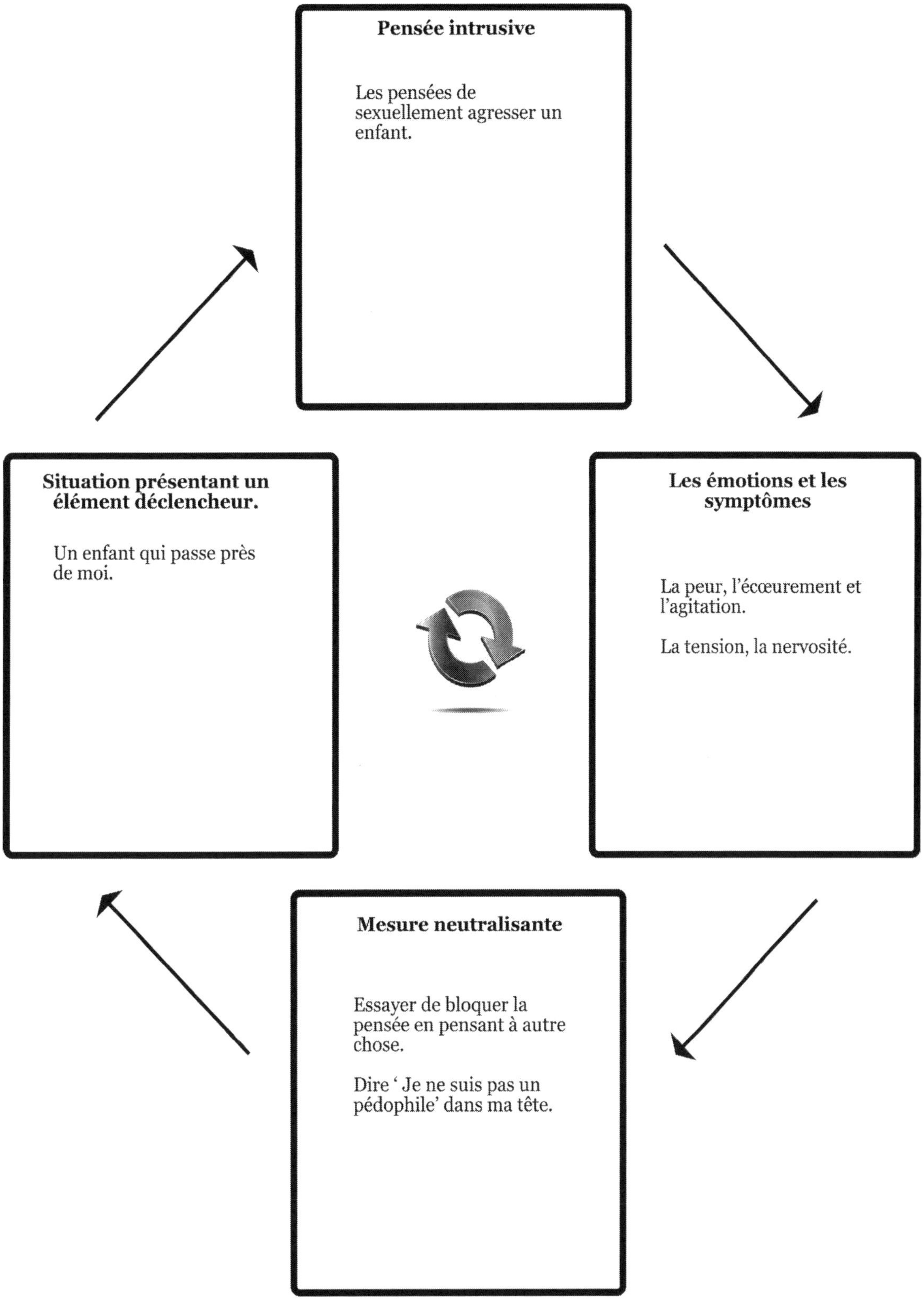

## Modèle TOC standard

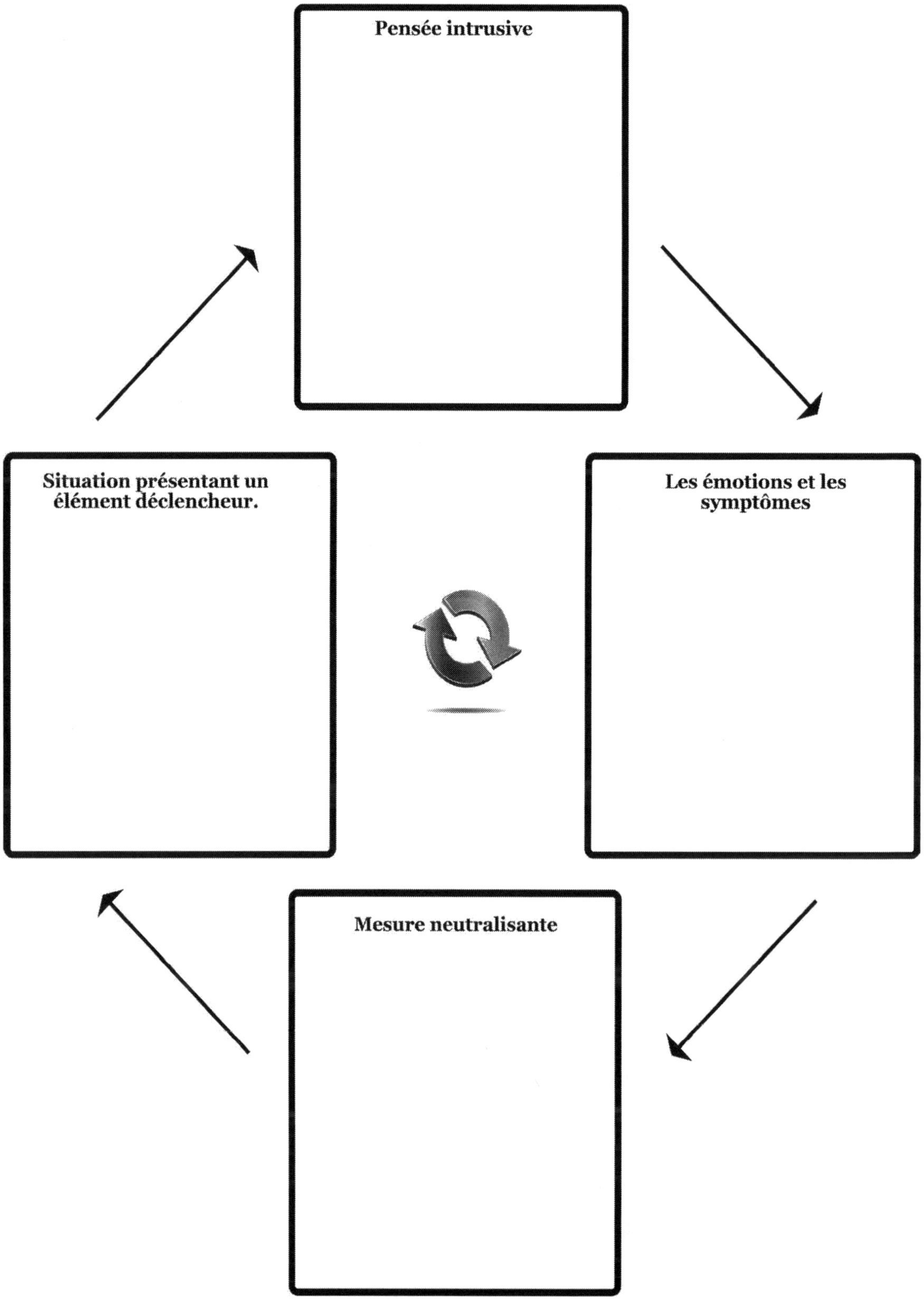

**Modèle TOC alternatif**

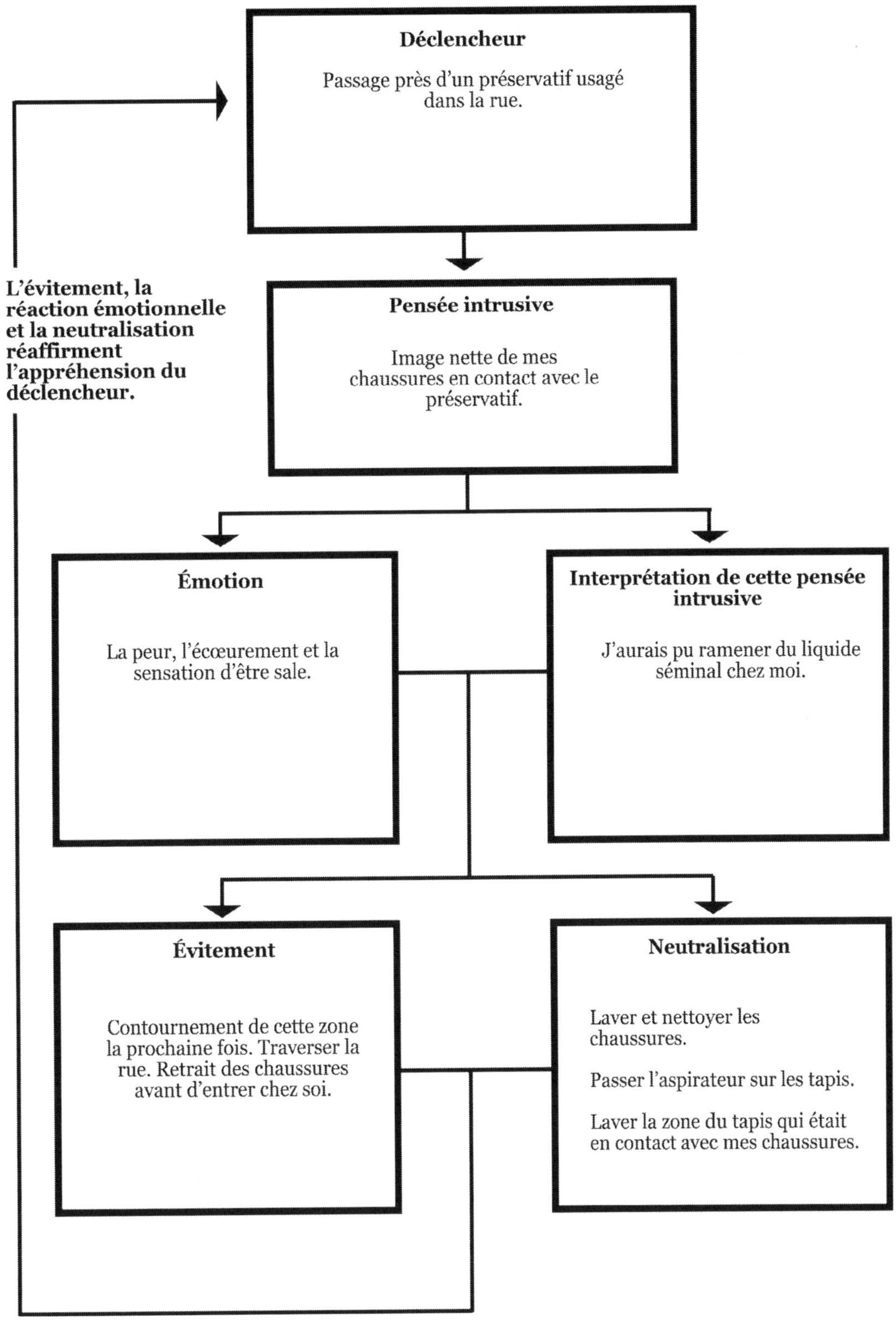

**Modèle TOC alternatif**

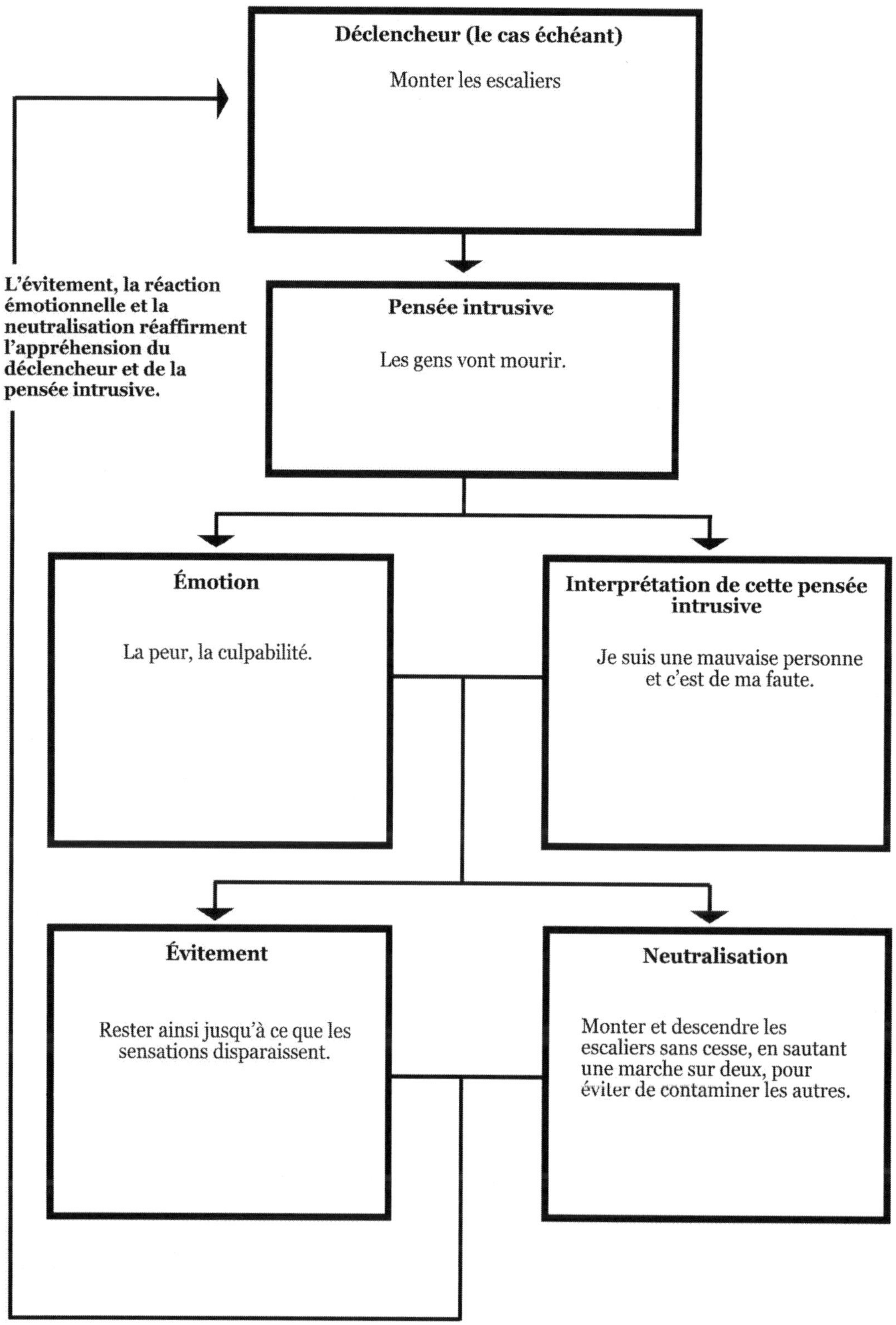

**Modèle TOC alternatif**

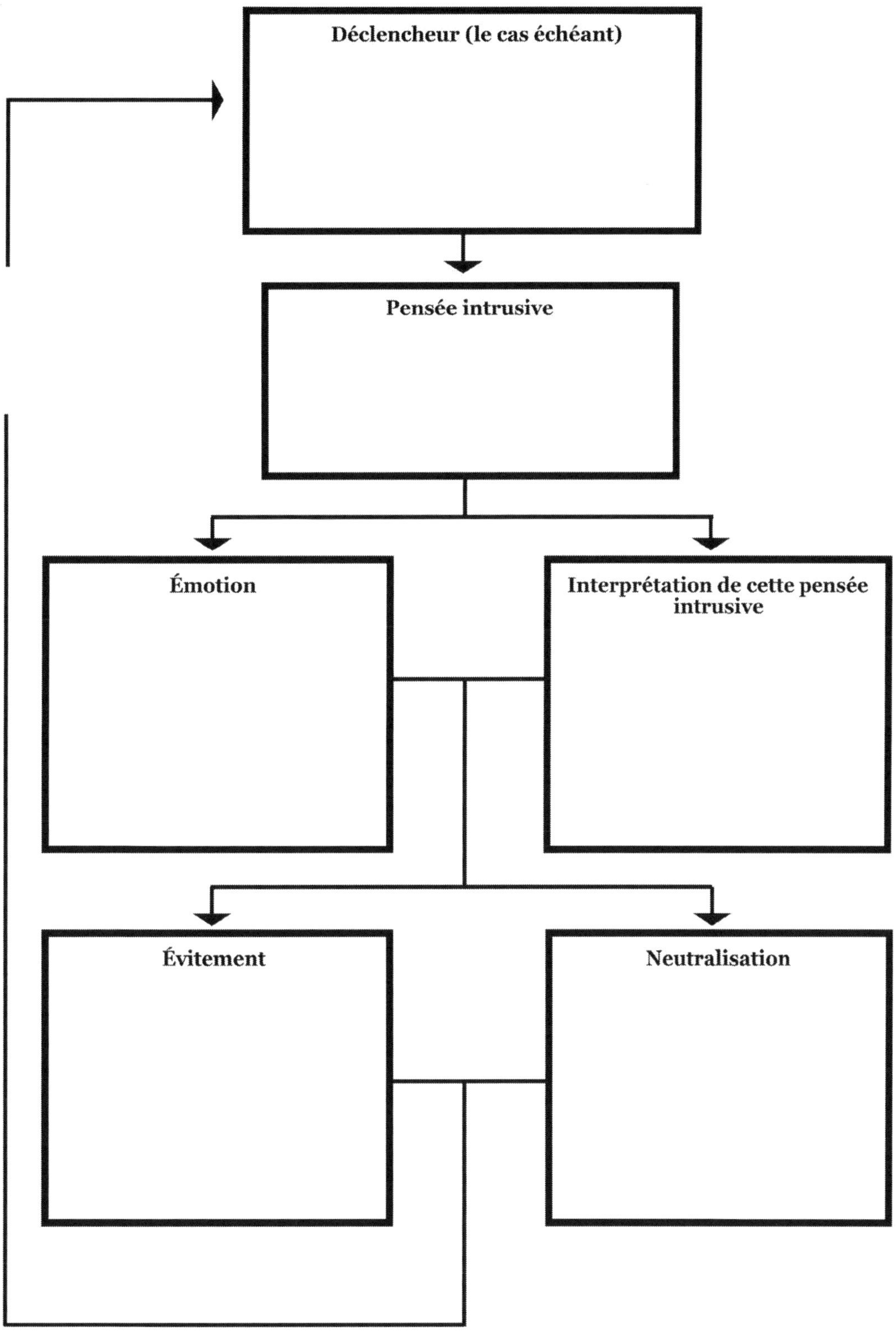

## Un modèle pour le traitement de la panique

La principale caractéristique de modèles de panique qui les distingue des autres cycles de travail est qu'ils comprennent de mauvaises interprétations des symptômes d'anxiété (David Clark 1986). L'accent mis sur les symptômes spécifiques de l'anxiété conduit à l'amplification des symptômes. Cela signifie que lorsque les gens éprouvent des symptômes de panique, ils se concentrent sur les symptômes dans leur corps et les utilisent comme preuve pour soutenir leurs peurs les plus profondes, qu'il s'agisse d'un infarctus, d'un accident vasculaire, de perdre la tête, ou la perte de contrôle, etc. Le cortex préfrontal, une région du cerveau juste en dessous du néocortex, à l'avant du cerveau, tend à se fermer en état de panique, rendant les régions primitives (sous-corticales) du cerveau plus dominant. La domination des régions primitives du cerveau empêche l'esprit d'accéder à la pensée analytique logique. Lorsque cela se produit, les gens constatent qu'ils ont une tendance accrue à adopter un comportement habituel - ou, en d'autres termes, à faire ce qu'ils ont toujours fait auparavant. Le résultat final peut être que les gens éprouvent des cycles de panique à répétition, ce qui peut être épuisant et pénible pour le corps.

**Un modèle de traitement pour la panique** (du livre *A Journey With Panic*)

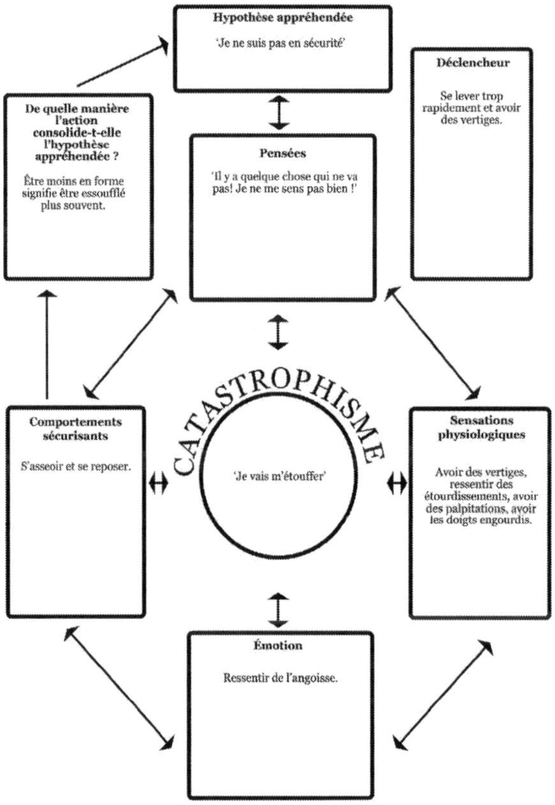

**Un modèle de traitement pour la panique** (du livre *A Journey With Panic*)

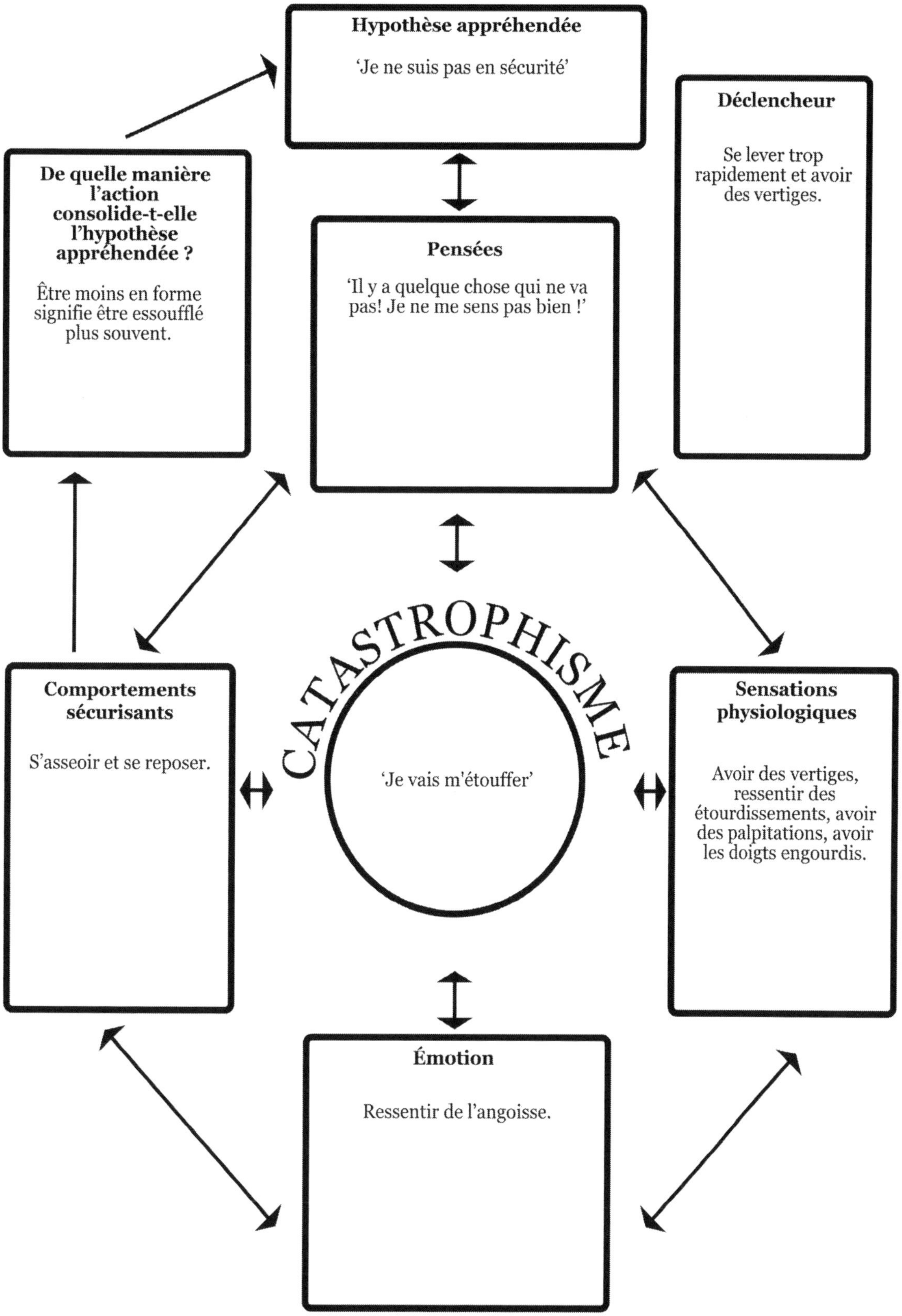

## Un modèle de traitement pour la panique

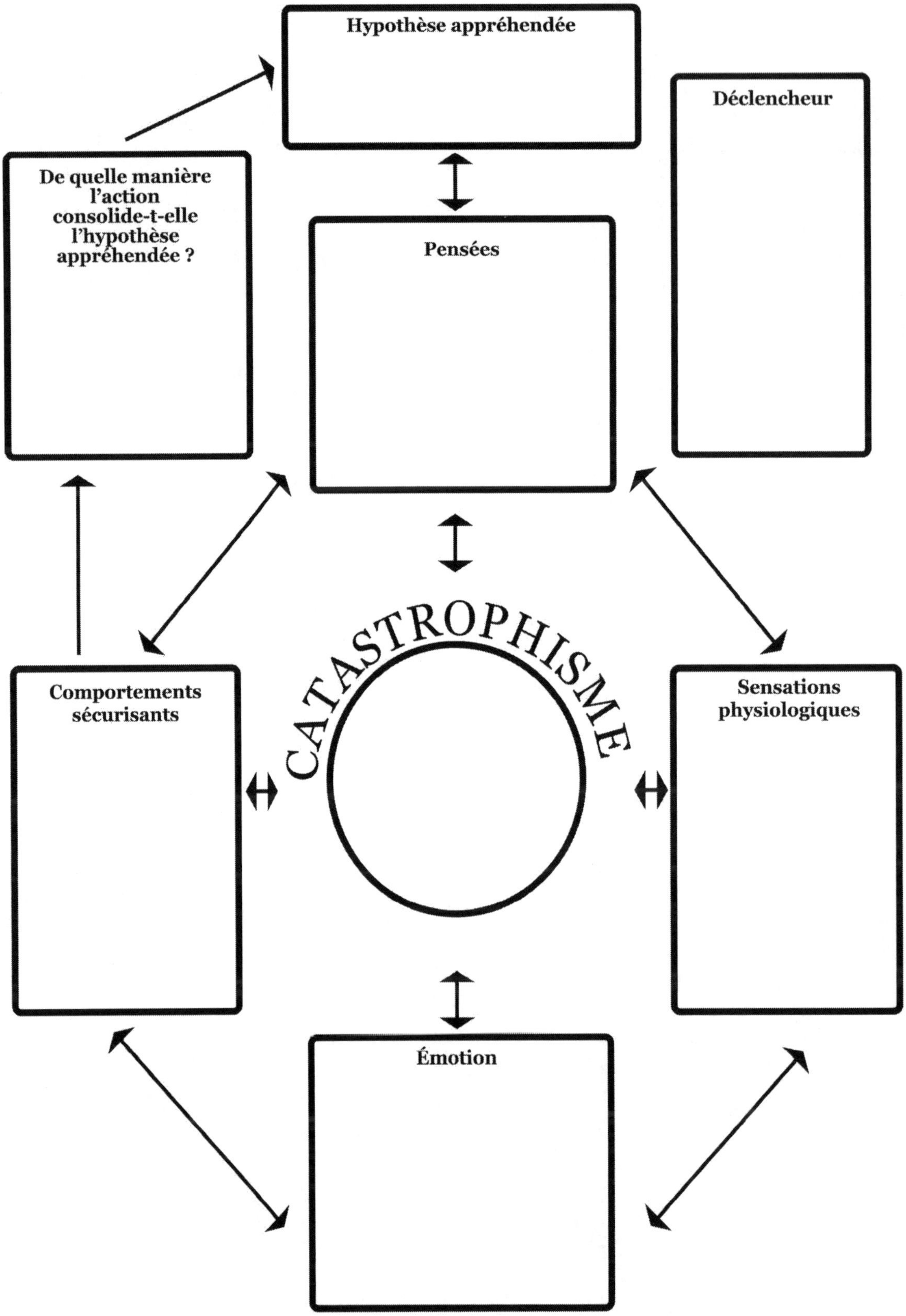

## Modèle pour traitement des cas auto phobiques de Manning et Ridegway (Manning et Ridgeway, 2015)

Le modèle TCC de Clark est très efficace pour expliquer la panique. Cependant, plusieurs personnes sont paniquées, mais sont loin d'avoir une attaque de panique à grande échelle. Il est plus difficile d'appliquer le modèle de la panique dans de tels cas. Beaucoup de personnes sont vigilantes à leurs réactions corporelles et prennent souvent des mesures assez rapidement dans le but de contrôler les réactions de leur corps. Cela peut entraîner : a) une surveillance excessive de leur corps de manière préemptive ; par exemple, en enregistrant leur tension artérielle et leur pouls et b) en évitant de plus en plus les activités susceptibles d'entraîner un changement de leur état corporel ; par exemple, ne pas faire du sport, car cela entraîne une augmentation de la fréquence cardiaque. L'ensemble du processus conduit à une augmentation de : a) la vigilance et b) la peur des réactions de son propre corps. Les problèmes sont conservés en réponse à une augmentation des réactions phobiques envers les réactions corporelles.

Modèle pour traitement des cas autophobiques de Manning et Ridegway (Manning et Ridgeway, 2015)

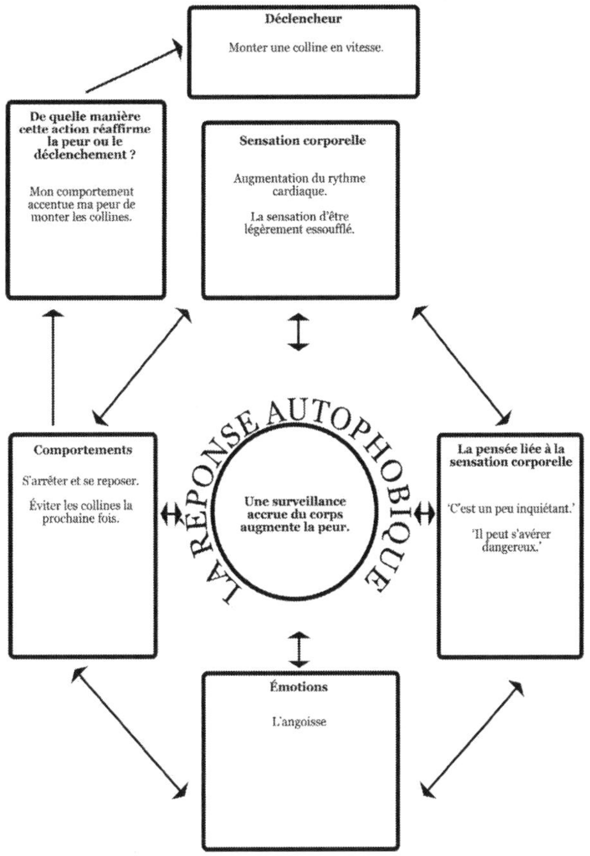

Modèle pour traitement des cas autophobiques de Manning et Ridegway (Manning et Ridgeway, 2015)

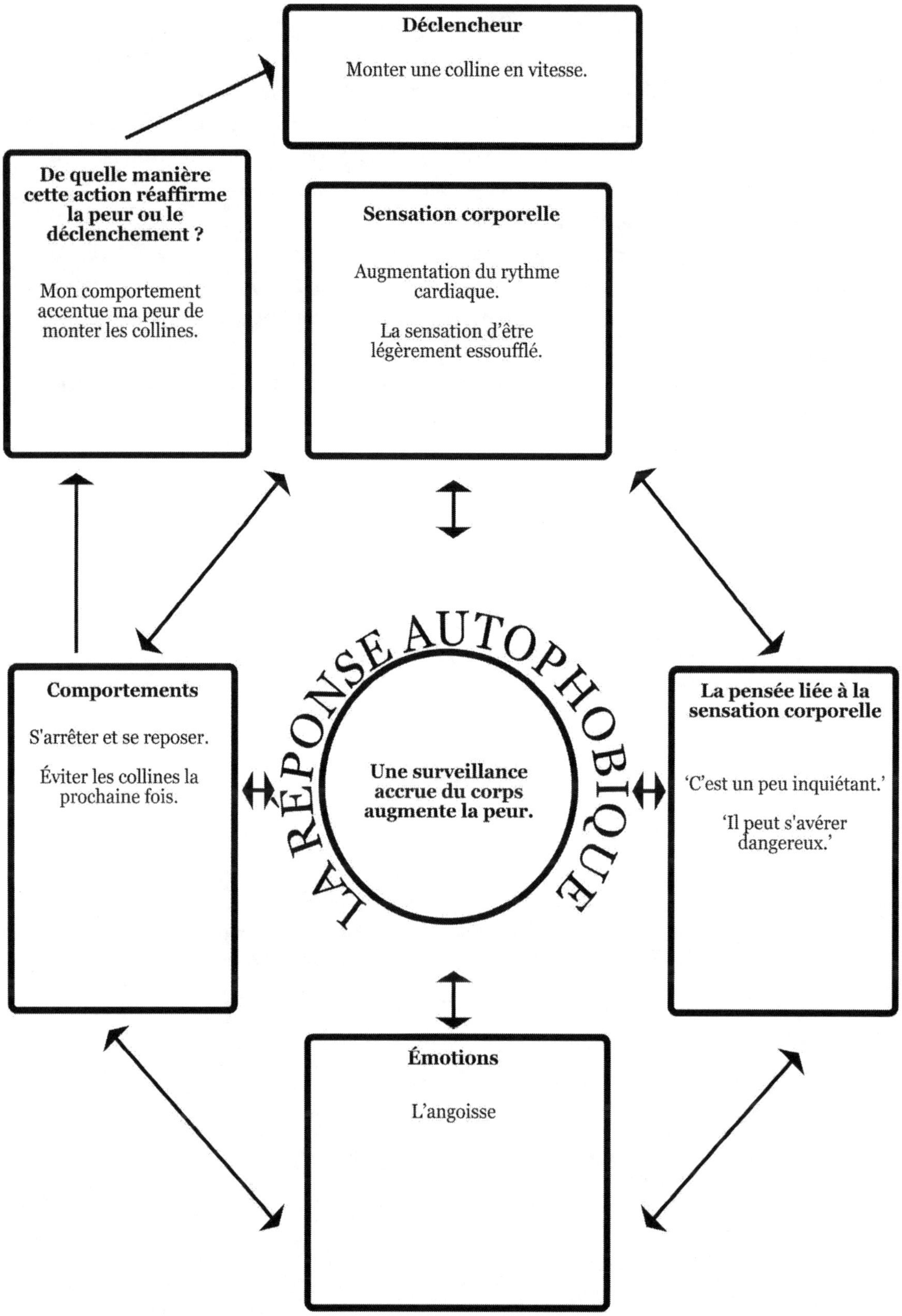

Modèle pour traitement des cas autophobiques de Manning et Ridegway (Manning et Ridgeway, 2015)

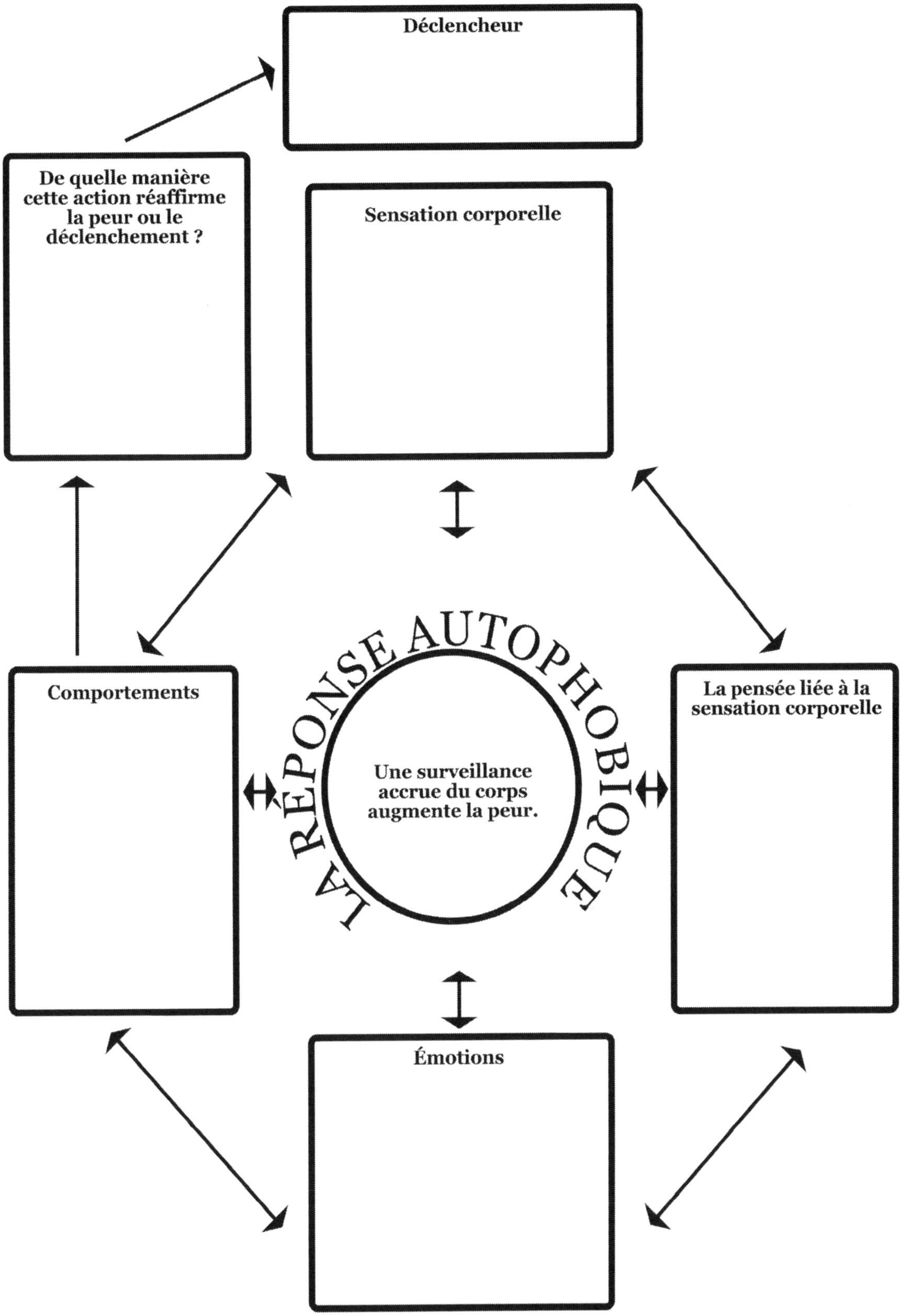

CHAPITRE 4

# Interventions et exercices

De nombreuses interventions et exercices peuvent être utilisés dans la TCC. Dans ce chapitre, nous avons inclus les fiches de travail que nous utilisons le plus fréquemment dans notre pratique clinique.

## La technique de la flèche descendante

La technique de la flèche descendante est couramment utilisée dans la TCC. Dans sa forme la plus primitive, elle est conçue pour aider les patients à accéder à leurs croyances négatives / limitatives / fondamentales. Les croyances fondamentales (convictions) sont initialement très difficiles à identifier ; la plupart des individus illustreront une résistance psychologique, parce que leur récupération est pénible. Cependant, l'une des conséquences les plus bénéfiques de l'identification des croyances négatives est qu'elles peuvent être vues pour ce qu'elles sont : des idées, pas des vérités définies. Gardez à l'esprit qu'il est primordial lorsque vous faites un exercice lié à la technique de la flèche descendante d'aider vos patients à maintenir leurs troubles. Cela aidera votre patient ne pas glisser en mode analytique.

## Les exercices mettant en défi les pensées

Les journaux mettant en défi les pensées peuvent être très utiles dans la TCC. Il est préférable d'utiliser les exercices mettant en défi les pensées après qu'un patient ait dressé une liste de pensées négatives automatiques (PNA), en utilisant un journal de pensée. Aidez votre patient à passer en revue sa liste de PNA en choisissant les pensées qui génèrent les niveaux de détresse les plus élevés. C'est généralement préférable d'éviter des exercices mettant en défi les pensées pour travailler avec des croyances. Les croyances sont mieux défiées avec des exercices expérimentaux. Une fois qu'une idée a été sélectionnée, demandez à votre patient d'écrire autant de preuves que possible pour soutenir leur PNA. L'utilisation de l'analogie entre un avocat de la partie demanderesse et l'avocat de la défense dans une salle d'audience peut être très utile pour générer des idées. La preuve ne s'appuie pas sur les faits ; par exemple, la preuve de la pensée « Elle fait exprès de me dénigrer » peut très bien signifier « j'ai l'impression que c'est vrai » ; or « je pense que c'est vrai ». Passez à la preuve contre la pensée seulement quand les preuves pour les PNA sont épuisées. Attirer l'attention sur les faits logiques et les distorsions de la pensée peut s'avérer très utile lorsque vous mettez en défis les PNA. Une fois que les preuves pour et contre les PNA ont été identifiées, demandez à votre patient de proposer une pensée plus équilibrée qui reflète les deux côtés de la preuve. Un exemple, d'une pensée plus équilibrée pourrait être « Je sens qu'elle me regarde, mais en réalité je ne sais pas ce qu'elle pense vraiment et elle se comporte probablement comme elle le fait parce qu'elle est plutôt timide ou socialement angoissée ». Les exercices mettant en défi les pensées sont mieux utilisés avec les grilles de distorsions cognitives (voir page 112).

## Les cycles TCC positifs

Les cycles positifs de la TCC peuvent être très utiles une fois que vous aurez aidé votre patient à terminer un cycle négatif, suivi par un exercice mettant en défi les pensées. La nouvelle pensée, plus équilibrée (créée à l'aide de l'exercice mettant en défi les pensées) peut être insérée là où se trouvait l'ancienne PNA et une fois que la nouvelle signification derrière la pensée plus équilibrée est identifiée. Si vos patients observer le corps tout en gardant à l'esprit la pensée plus équilibrée, ils seront plus conscients du changement positif dans leurs réactions physiologiques que les nouvelles pensées plus équilibrées génèrent. Les nouveaux comportements liés à la nouvelle pensée et au sentiment associé peuvent alors être insérés dans le cycle. Des idées intéressantes peuvent être conquises lorsque vous demandez à vos patients de réfléchir aux résultats de leurs nouveaux comportements et comment cela pourrait renforcer la nouvelle signification.

## Les exercices mettant en défi les croyances

Les exercices mettant en défi les croyances figurent parmi des exercices les plus difficiles à réaliser avec les patients lors de la pratique de la TCC. Ils sont mieux remplis avec la formation supplémentaire nécessaire. Nous en avons inclus deux dans ce chapitre pour les thérapeutes qui ont perçu cette formation supplémentaire. Le premier exercice mettant en défi la croyance les affronte d'une manière très subtile.

Le deuxième exercice lié à la croyance que nous avons inclus est basé sur le travail original de Penny Parks, la conceptrice de la thérapie de l'enfant en soi « Parks Inner Child Therapy ». Cet exercice lié à la croyance fonctionne d'une manière empirique et incorpore plusieurs mécanismes subtils, mettant en défi la croyance. Généralement cet exercice est mieux accompli une fois le premier exercice mettant en défi la croyance est travaillé avec le patient.

## Exercices mettant en défi les principes

Les principes sont généralement plus faciles à mettre en défi que les croyances. Ils peuvent être mis en défi grâce aux exercices ayant des preuves pour et contre et peuvent également être mis en défi grâce aux études et expériences liées aux comportements. L'idée derrière les exercices mettant au défi est d'apporter des idées alternatives à la perception consciente et pour améliorer la souplesse d'esprit. Idéalement, la première étape dans le changement de la pensée basée sur les principes est d'aider le patient à convertir ses principes en lignes directrices. Les lignes directrices ont plus de souplesse que les principes, ce qui signifie qu'elles peuvent être appliquées dans certains cas et pas dans d'autres. Il est également plus difficile de briser les lignes directrices à cause de leur souplesse accrue.

## Exercices objectifs basés sur des méthodes classiques

Dans ce chapitre, nous avons également inclus l'exercice sur la version affirmée de soi-même (FDMS). L'exercice FDMS est basé sur une idée originale par Penny Parks. Cet exercice met l'accent sur les objectifs relevant des méthodes classiques. Les objectifs sont dirigés vers une façon d'être volontaire plus tôt que des résultats précis. La grille FMDS est utilisée pour résoudre des problèmes relationnels complexes et pour accéder aux ressources d'adaptation positives. Le résultat est généralement la production des nouvelles stratégies de résolution des problèmes.

## Fiches d'expérience comportementale

Les changements comportementaux s'avèrent nécessaires en TCC. Bien que les patients puissent changer leur façon de penser, la nouvelle façon de penser ne pourra pas être incorporée tant qu'ils ne réussissent pas la transition vers le changement de comportement afférent. Les expériences comportementales aident les patients à acquérir une nouvelle vision empirique, elles peuvent être l'un des aspects les plus importants du processus de changement lié à leur développement au fur et à mesure qu'ils avancent dans la thérapie.

## Camemberts de responsabilité

Les camemberts de responsabilité sont une ressource très utile quand on travaille avec des patients qui a) ont des convictions extrêmement profondes réfèrent à la responsabilité ; b) prennent trop de responsabilités pour les problèmes où des autres personnes peuvent être impliquées et ; c) se culpabilisent pour des événements du passé ou du présent. L'idée générale est de faire une liste – aussi détaillée que possible – des gens impliqués dans un problème particulier. Passez en revue la liste, en attribuant une valeur en pourcentage de responsabilité à chaque personne, mais sans oublier qu'il est indispensable de laisser le pourcentage à attribuer au patient pour la fin.

---

## Exercice lié à un endroit sécuritaire

Les exercices liés à un endroit sécuritaire peuvent s'avérer très utiles pour aider les patients à sortir des situations pénibles. Une réduction de la détresse peut conduire à la mise en ligne du cortex préfrontal et améliorer ainsi l'accès au néocortex et à une pensée plus logique.

---

## Fiches d'autoréflexion

L'autoréflexion encourage l'utilisation du cortex préfrontal. Les comportements problématiques sont fréquents et sont par conséquent dominés par les processus subcorticaux au lieu du néocortex. La première étape dans le changement de comportement est de rendre les comportements problématiques pleinement conscients. Notre fiche d'autoréflexion comprend, l'événement déclencheur, le comportement cible, les conséquences du comportement, le nouveau comportement et les conséquences potentielles du nouveau comportement. Lorsque le nouveau comportement favorise et encourage les sentiments de détresse (par exemple la perte et la peine), les effets bénéfiques du nouveau comportement ne seront pas visibles à votre patient initialement. Par la suite, le patient sera encouragé de reconnaitre que les sentiments de détresse sont adaptatifs et font partie du processus naturel de guérison.

---

## Désensibilisation systématique et l'exposition

La désensibilisation systématique et l'exposition peuvent être des outils très puissants pour les patients, car elles sont capables d'apporter un changement rapidement. La clé pour bien utiliser cette intervention se repose sur l'établissement d'une liste de tous les a) événements que le patient évite et b) les comportements qui effrayent le patient. Il est préférable de commencer le travail en adressant les événements ou les comportements une angoisse faible, pour améliorer la confiance du patient et aider le patient à s'habituer au modèle de TCC.

## La technique de la flèche descendante

La technique de la flèche descendante est un exercice très difficile à compléter seul. Elle peut provoquer de niveaux de détresse émotionnelle élevés et poussera à accéder aux peurs les plus profondes. Naturellement, la plupart des gens ont du mal à accomplir les exercices impliquant la technique de la flèche descendante seuls, et c'est souvent plus facile avec l'aide et les conseils d'un thérapeute.

Pour commencer l'exercice, pensez une des pensées négatives automatiques la plus douloureuse (PNA). Observez le corps pendant l'évocation d'une PNA en pleine conscience et prenez conscience de l'impact de la pensée sur vous à un niveau émotionnel et physiologique.

En vous concentrant sur les émotions, posez-vous la question : - « Si cette pensée s'avérer vraie, que dirait-elle ou signifierait-elle pour moi ? » Répétez ce processus de questionnement avec chaque pensée progressive évoquée jusqu'à ce que vous vous retrouviez à répéter des pensées antérieures. Lorsque les pensées deviennent plus douloureuses ou désagréables, il est très probable que vous accédez à une croyance. Les croyances sont des déclarations catégoriques et inconditionnelles sur soi ou les autres, commençant par le mot « je » ou « les autres ». Par exemple, « je suis une mauvaise personne », « je ne vaux rien », « je suis incompétent », « je suis faible », « on ne peut pas faire confiance aux autres ».

La technique de la flèche descendante est mieux utilisée en conjonction avec des cycles génériques négatifs de la TCC et avec des exercices liés à la croyance.

L'exercice de la petite flèche pointant vers le bas

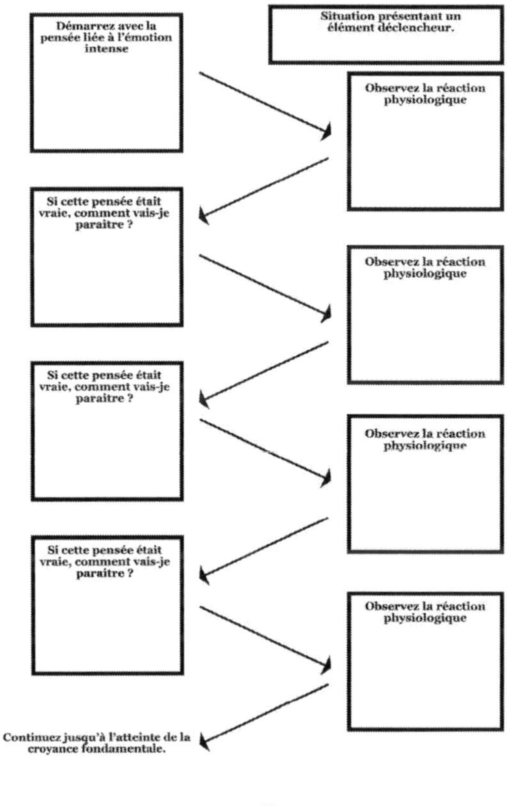

## L'exercice de la petite flèche pointant vers le bas

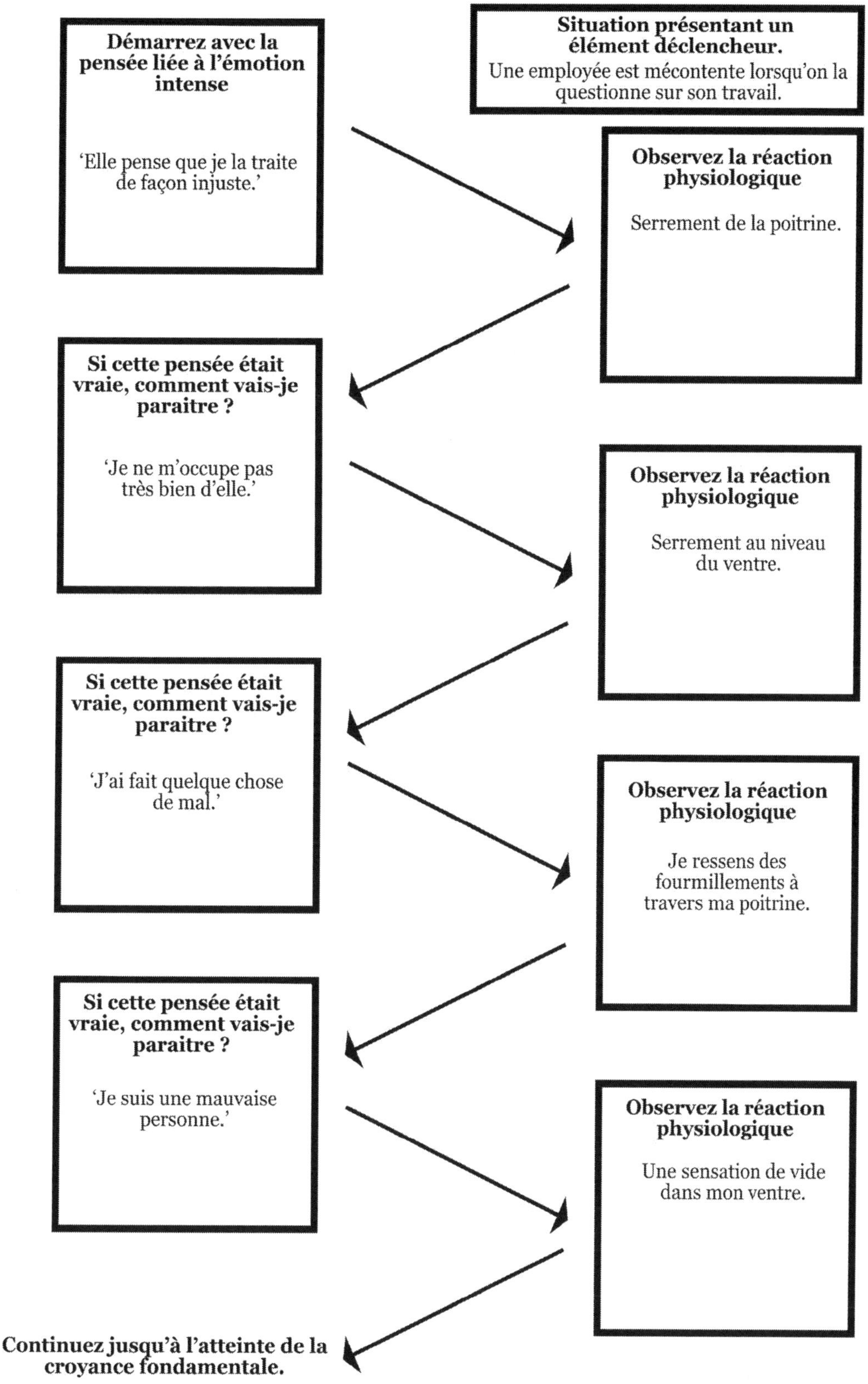

**L'exercice de la petite flèche pointant vers le bas**

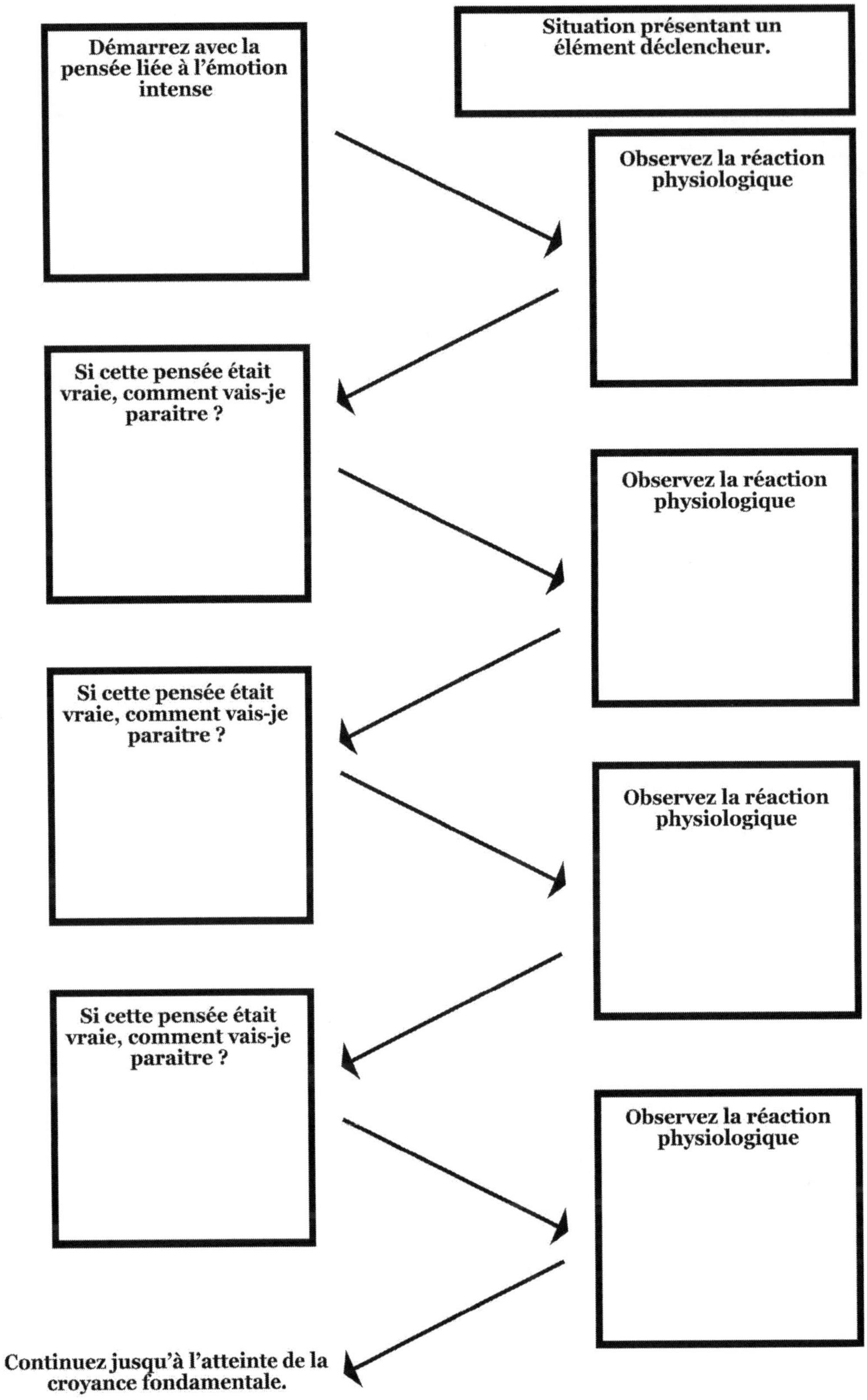

## Formulaire mettant de défi les PNA

Le formulaire mettant en défi Les PNA est incroyablement utile dans la TCC. Il est préférable de l'utiliser avec des pensées qui évoquent des émotions plus intenses. Après avoir noté une pensée, examinez-les et sélectionnez-en une qui évoque une émotion intense.

Notez autant de preuves que possible pour la pensée. Après avoir noté la preuve pour la pensée, dans la colonne suivante notez, autant de preuves contre la pensée que possible. Parfois, il peut être utile de demander à d'autres personnes ou à votre thérapeute TCC de vous aider avec des preuves contre les pensées. Après avoir terminé les deux colonnes, notez une pensée plus équilibrée. Une pensée équilibrée peut refléter à la fois ; la preuve pour et contre ; la pensée. Une fois que vous avez votre pensée équilibrée, repassez-la dans votre tête et évaluez comment vous vous sentez émotionnellement et physiquement.

**Formulaire mettant en défi les pensées négatives automatiques (PNA)**

| **Pensée négative automatique, par exemple, 'Les choses ne fonctionneront pas pour moi'.** | **Preuve de la pensée négative automatique, par exemple, 'j'ai l'impression que cela va arriver.'** | **Preuve de la pensée négative automatique, par exemple, 'Cela ne s'est jamais produit auparavant.'** | **Nouvelle pensée équilibrée, par exemple, 'Bien que je sois en situation de panique, il ne s'est rien passé auparavant et il est peu probable que cela se produise cette fois.'** |
|---|---|---|---|
| 'Elle pense que je suis injuste envers elle.' | Elle a changé d'avis sur ce que nous avons convenu soudainement.<br><br>J'ai eu un mauvais pressentiment en lisant son texto.<br><br>J'ai l'impression qu'elle ne m'aime pas et pense que je suis une mauvaise personne. | Elle a déjà perdu pied sur ce que nous avons convenu et a eu beaucoup de mal à gérer la situation.<br><br>Malgré avoir changé d'avis elle reste aimable et optimiste.<br><br>Je ne sais pas lire dans les pensées et les gens ont leurs raisons pour réagir d'une manière précise et cela n'a rien à avoir avec moi<br><br>Elle n'a pas dit qu'elle a été mal traitée. | 'Elle a changé d'avis et j'ai tendance à tout prendre au premier degré, les gens ont leurs raisons pour réagir d'une manière précise et cela n'est pas de ma faute.' |

## Formulaire mettant en défi les pensées négatives automatiques (PNA)

| Pensée négative automatique, par exemple, 'Les choses ne fonctionneront pas pour moi'. | Preuve de la pensée négative automatique, par exemple, 'j'ai l'impression que cela va arriver.' | Preuve de la pensée négative automatique, par exemple, 'Cela ne s'est jamais produit auparavant.' | Nouvelle pensée équilibrée, par exemple, 'Bien que je sois en situation de panique, il ne s'est rien passé auparavant et il est peu probable que cela se produise cette fois.' |
|---|---|---|---|
| | | | |

## Les exercices mettant en défi les croyances et les principes

Les croyances fondamentales (convictions) et les principes sont très difficiles à contester et il est fort probable qu'une partie de vous y adhérera fermement. Les croyances peuvent ressembler à des vérités fixes et souvent on a l'impression qu'elles ne peuvent tout simplement pas être contestées. Beaucoup d'entre nous passent énormément de temps (en changeant parfois même notre façon de vivre), à essayer de prouver le contraire. Nous pouvons également développer des principes auto-imposés sur notre comportement afin de les compenser.

Dans le domaine de la TCC, les croyances sont directement liées à des conditions de valeur ou d'indemnisation auto-imposées. Par exemple, la croyance « Je suis une mauvaise personne » pourrait être associée au principe : « Si les gens m'apprécient et que je peux aider les autres à tout moment, tout ira BIEN ». Abandonner nos croyances peut sembler effrayant, car dans la plupart des cas, nous aurons consacré énormément de temps et de ressources pour les compenser. Les croyances peuvent nous donner l'impression de faire partie de nous et parfois nous sommes amenés à penser que nous pourrions perdre une partie de notre identité sans elles. Les croyances ont le pouvoir d'influencer nos relations, notre choix de partenaire et notre profession. Il n'y a pas de domaines dans nos vies qui ne soient pas touchés par nos croyances.

Les exercices mettant en défi la croyance et les principes sont principalement conçus pour une prise de conscience de croyances et de principes. Ces exercices ne sont pas assez puissants pour changer ou déstabiliser les croyances et les principes, mais ils peuvent les rendre légèrement plus malléables / flexibles.

## Exercice mettant en défi la croyance

**Croyance**
Je suis une mauvaise personne

**À quel point la croyance est-elle réelle et familière ?**

Elle a l'air réelle la plupart du temps. On dirait qu'elle fait partie intégrante de ma personne.

**Quel impact cette croyance a-t-elle sur votre vie ?**

J'ai l'impression que je dois continuer à faire des choses pour rendre les gens heureux. Si les gens sont contents de moi, je me sens bien pendant un petit moment. Dès que quelqu'un se plaint de quoi que ce soit, j'ai l'impression que les choses sont de ma faute et que je dois y remédier. Cela m'empêche de bien gérer les critiques et je finis par prendre trop de responsabilités.

**Quels avantages cette croyance a-t-elle sur votre vie ?**

Je suppose que cela me fait du bien d'aider les autres et à améliorer leurs vies. Je travaille dans une profession d'assistance.

**Avez-vous cette croyance depuis votre naissance ?**

Non.

**Quel âge a cette croyance ?**

45 ans environ.

**D'où sort la croyance selon vous ?**

Je pense que je l'ai appris de mon père ou peut-être de l'école étant enfant.

**Si vous avez assimilé la croyance d'une personne, d'où pensez-vous qu'elle l'a assimilé ?**

Si c'était mon père, il l'a probablement appris à partir d'expériences douloureuses qu'il a vécues dans son enfance.

**Voulez-vous préserver cette croyance ?**

Non. Je pense que peu importe ce que je fais, elle reste de toute façon. D'habitude il y a au moins une personne à un moment donné qui a l'air mécontente à cause de moi.

**Si vous pouviez choisir une autre croyance, laquelle choisiriez -vous ?**

Je suis comme tout le monde.

**Comment vous vous ressentiriez si vous choisissez de croire autant à votre nouvelle croyance qu'à l'ancienne ?**

Je me sentirais beaucoup plus détendu. (Mais une partie de moi me dit que je n'ai pas le droit d'être comme tout le monde.)

**Que ressentez-vous à l'idée que vous pouvez choisir de croire autre chose ?**

Quand je pense que je peux être comme tout le monde, je ressens une sensation libératrice inhabituelle.

## Exercice mettant en défi la croyance

**Croyance**

**À quel point la croyance est-elle réelle et familière ?**

**Quel impact cette croyance a-t-elle sur votre vie ?**

**Quels avantages cette croyance a-t-elle sur votre vie ?**

**Avez-vous cette croyance depuis votre naissance ?**

**Quel âge a cette croyance ?**

**D'où sort la croyance selon vous ?**

**Si vous avez assimilé la croyance d'une personne, d'où pensez-vous qu'elle l'a assimilé ?**

**Voulez-vous préserver cette croyance ?**

**Si vous pouviez choisir une autre croyance, laquelle choisiriez -vous ?**

**Comment vous vous ressentiriez si vous choisissez de croire autant à votre nouvelle croyance qu'à l'ancienne ?**

**Que ressentez-vous à l'idée que vous pouvez choisir de croire autre chose ?**

## Exercice qui met en défi les principes

**Principe** Du moment que les autres m'apprécient, tout ira bien.

**Quel est le niveau de réalité et de familiarité de ce principe?**

Il a l'air réel la plupart du temps. On dirait qu'il fait parti intégrant de ma personne.

**Quel est l'impact de ce principe sur votre vie ?**

La plupart de mes objectifs sont ciblés sur les choses à faire afin de rendre les autres heureux.

Du coup je suis facilement manipulable et une fois que les autres prennent connaissance de ce trait de mon caractère, ils vont s'en servir pour me rendre triste et me faire faire ce qu'ils veulent.

**Quels sont les avantages que ce principe a octroyés à votre vie ?**

Généralement, la plupart des gens ont l'air mécontent de moi à un moment donné du coup ça me rend malheureux.

**Suivez-vous ce principe depuis votre naissance ?**

Non.

**Quel âge à ce principe ?**

Environ 40 ans, je pense.

**Quelle est l'origine de ce principe selon vous ?**

Je l'ai assimilé de mes parents.

**Si ce principe vous a été transmis par quelqu'un d'autre, d'où pensez-vous qu'il/elle l'a assimilé ?**

Je pense que mes grands-parents l'ont transmis à mes parents. On dirait que l'impact est plus important du côté de la famille de mon père.

**Voulez-vous préserver ce principe ?**

Surement pas.

**Si vous pouviez opter pour un autre principe, lequel choisiriez-vous ?**

Les autres sont responsables de leur propre bonheur. Je suis responsable de mon bonheur. Je peux aider les autres, ou fournir des conseils, mais ils sont responsables de leurs émotions.

**Que ressentez-vous à l'idée de pouvoir choisir et croire à un nouveau principe avec autant d'intensité que l'ancien ?**

J'aurais l'impression de persister dans l'échec de rendre les autres heureux. Je serais plus décontracté.

**Que ressentez-vous à l'idée de pouvoir choisir un nouveau principe ?**

Ça l'air un peu étrange. Ça l'air un peu insensible. Néanmoins, je me sens mieux, car je sais que logiquement c'est moins stressant et je me sentirais mieux, car finalement ceci portera des avantages aux gens autour de moi à long terme.

## Exercice qui met en défi les principes

**Principe**

**Quel est le niveau de réalité et de familiarité de ce principe?**

**Quel est l'impact de ce principe sur votre vie ?**

**Quels sont les avantages que ce principe a octroyés à votre vie ?**

**Suivez-vous ce principe depuis votre naissance ?**

**Quel âge à ce principe ?**

**Quelle est l'origine de ce principe selon vous ?**

**Si ce principe vous a été transmis par quelqu'un d'autre, d'où pensez-vous qu'il/elle l'a assimilé ?**

**Voulez-vous préserver ce principe ?**

**Si vous pouviez opter pour un autre principe, lequel choisiriez-vous ?**

**Que ressentez-vous à l'idée de pouvoir choisir et croire à un nouveau principe avec autant d'intensité que l'ancien ?**

**Que ressentez-vous à l'idée de pouvoir choisir un nouveau principe ?**

## L’exercice lié à la version affirmée de soi-même (FMDS)

L’exercice FMDS est conçu pour vous aider à vous focaliser sur la personne que vous avez l’intention de devenir un jour. C’est un soi dans le futur : une personne que vous allez devenir quand vous aurez adopté tous les changements que vous souhaitez ; une personne qui décide de la façon dont elle vivra sa vie quotidienne. Cette personne dispose de toutes les ressources internes nécessaires (par exemple, la compassion, la gentillesse, etc.) et les stratégies d’adaptation pour profiter de sa vie.

La meilleure façon de commencer cet exercice est de sélectionner un problème que vous avez rencontré récemment. Ce sera un problème impliquant au moins une autre personne. Ce sera un problème que vous estimez avoir mal géré. Même maintenant, quand vous y pensez, vous ne savez pas comment vous auriez pu gérer les choses différemment. Évoquez ce problème dans votre esprit et évaluez la manière dont vous l’avez traité et réfléchissez à ce que vous avez ressenti après. Maintenant, observez votre corps et prenez conscience des différentes émotions désagréables que vous éprouvez.

Complétez l’exercice FMDS suivant avec votre thérapeute. Faites ce que vous devez faire pour garder l’image de votre FMDS à l’esprit. Pensez à la façon dont elle se présente, pense, ressent et se comporte. Une fois que vous aurez terminé la construction de votre image FMDS, entrez dans votre FMDS et observez comment elle résout votre problème pour vous. Gardez à l’esprit que lorsque votre FMDS résout le problème pour vous, la version affirmée de vous-même (c’est-à-dire l’image de votre FMDS) sera un observateur passif et ne fera ou ne dira rien. La version affirmée de vous-même regardera tout simplement, écoutera et ressentira comment le FMDS peut être et ce qu’elle peut faire.

Une fois que votre FMDS a résolu le problème, sortez de votre FMDS et évaluez comment votre FMDS a pu voir ou réagir à votre problème, différemment.

## Exercice d'auto-évaluation sur le développement de soi subséquent-Fiche 1

**Quelles sont les principales différences entre la version affirmée et la version actuelle de vous-même ?**

Elle a des cheveux gris. Elle a une meilleure posture. Elle a l'air plus apaisée. Elle parait plus légère en poids et semble être en forme physiquement. Elle a l'air plus consciente spirituellement.

**Que remarquez-vous dans vos visions pour motiver ces réponses ?**

Je vois ses cheveux gris. Elle se tient mieux et semble calme. Elle a l'air imperturbable comme si elle prenait le monde avec aplomb. Elle a l'air jeune pour son âge.

**Décrivez l'expression faciale**

Elle a un sourire doux. Son front est détendu. Ses yeux sont ouverts, accessibles et pleins de compassion.

**Décrivez la posture et le langage corporel**

Elle se tient de manière consciente. Elle a un langage corporel ouvert et elle se tient bien droite.

**Décrivez sa coiffure, son apparence physique, ses habits, ses chaussures, son maquillage, ses bijoux, etc.**

Il porte des vêtements larges et naturels. Gris clair avec une touche occidentale.

**Comment percevez-vous 'la version affirmée' de vous -même lors de la prise de parole ?**

Elle a l'air calme et détendu. Elle écoute plus qu'elle ne parle. Elle est chaleureuse avec une voix douce.

**Comment percevez-vous 'la version affirmée' ? À quel moment est-ce qu'il/elle ressent des sensations dans son physique ?**

Calme et détendue. Elle a l'impression d'être en contact avec l'univers. Elle ressent ces sensations dans sa poitrine, ses bras, ses jambes et son ventre.

## Exercice d'auto-évaluation sur le développement de soi - Fiche 2

**Que remarquez-vous sur la façon dont la version affirmée' de vous-même interagit avec les autres ?**

Patiente et gentil. Elle utilise des questions réfléchies. Elle peut toujours revenir en arrière à l'époque de son enfance avec ses amis. Elle est polie et peut être sociable au besoin.

**Quelle croyance 'la version affirmée de vous-même, réserve t- elle ?**

Elle n'a rien à prouver, mais elle sait qu'elle peut apporter beaucoup et elle veut le faire. Elle sait qu'il a parcouru un long chemin dans sa vie et elle vit sa vie avec une gratitude quotidienne. Elle reconnaît à quel point elle est chanceuse.

**Si on interroge 'la version affirmée' de vous-même sur ce qui l'a amené à devenir la personne qu'elle est actuellement, que dirait-elle ?**

Le choix de consacrer plus de temps à chaque instant. L'approche de chaque instant avec gratitude et amour. L'appréciation de l'expérience de la vie et l'appréhension de l'expérience humaine.

**Pénétrez à l'intérieur de 'la version affirmée' de vous-même. Quel effet ça vous fait d'être dans son corps ?**

Calme est connecté à l'univers. Le bourdonnement de dynamisme à travers le corps.

**Observez du début à la fin lorsque 'la version affirmée' de vous-même résout une difficulté pour vous.**

**Qu'avez-vous appris de 'la version affirmée' de vous-même ?**

Elle apporte de l'aide aux autres de façon kinesthésique / curative.

**Que pensez-vous du fait que la ' version affirmée' de vous-même, résout votre problème provient en réalité de vous-même ?**

C'est assez incroyable. J'ai l'impression d'évoluer vers la personne que je suis déjà et de lâcher-prise des détriments liés aux générations précédentes.

## Exercice d'auto-évaluation sur le développement de soi subséquent-Fiche 1

| |
|---|
| **Quelles sont les principales différences entre la version affirmée et la version actuelle de vous-même ?** |
| **Que remarquez-vous dans vos visions pour motiver ces réponses ?** |
| **Décrivez l'expression faciale** |
| **Décrivez la posture et le langage corporel** |
| **Décrivez sa coiffure, son apparence physique, ses habits, ses chaussures, son maquillage, ses bijoux, etc.** |
| **Comment percevez-vous 'la version affirmée' de vous -même lors de la prise de parole ?** |
| **Comment percevez-vous 'la version affirmée' ? À quel moment est-ce qu'il/elle ressent des sensations dans son physique ?** |

## Exercice d'auto-évaluation sur le développement de soi - Fiche 2

| |
|---|
| **Que remarquez-vous sur la façon dont la version affirmée' de vous-même interagit avec les autres ?** |
| **Quelle croyance 'la version affirmée de vous-même, réserve t- elle ?** |
| **Si on interroge 'la version affirmée' de vous-même sur ce qui l'a amené à devenir la personne qu'elle est actuellement, que dirait-elle ?** |
| **Pénétrez à l'intérieur de 'la version affirmée' de vous-même. Quel effet ça vous fait d'être dans son corps ?** |
| **Observez du début à la fin lorsque 'la version affirmée' de vous-même résout une difficulté pour vous.** |
| **Qu'avez-vous appris de 'la version affirmée' de vous-même ?** |
| **Que pensez-vous du fait que la ' version affirmée' de vous-même, résout votre problème provient en réalité de vous-même ?** |

## Expériences comportementales

Les expériences comportementales sont très importantes en TCC. L'idée générale derrière est d'intégrer le changement de comportement positif et de briser les schémas de comportements inadaptés. Pour mener une expérience comportementale, nous prenons la décision de changer notre comportement, puis nous nous mettons directement en position pour faire en sorte que ce changement de comportement est mis en place. Nous faisons une prédiction avant que le comportement soit déployé (ce que nous pensons ou ressentons pourrait arriver). Nous déployons ensuite le comportement et observons les résultats.

La plupart d'entre nous font des suppositions sur la façon dont les autres pourraient réagir à notre comportement, ou comment nous pourrions nous sentir si nous adoptons un certain comportement. Cependant, la plupart du temps, nos hypothèses reposent sur des informations inexactes ou sur un manque de connaissances. Les expériences comportementales aident au développement de la connaissance empirique. La connaissance empirique est une connaissance qui ne peut être absorbée que par l'expérience personnelle. Les connaissances empiriques ne peuvent être apprises en réfléchissant ou en lisant un livre.

En complétant une expérience comportementale, vous devrez faire une prédiction sur ce que vous pensez puisse survenir si vous changez votre comportement dans une situation particulière.

Après avoir fait une prédiction, déployez votre nouveau comportement et observez ce qui se passe. Les expériences comportementales peuvent être effectuées lors des séances avec votre thérapeute TCC ou en dehors de vos séances, sous forme de devoir maison.

## Fiche d'expérience comportementale

**Décrire l'ancien comportement ou le comportement sécurisant.**

Se concentrer sur moi-même pour voir l'impression que je donne.

**Décrire le nouveau comportement**

Se concentrer sur l'aspect externe.

**Comment allez-vous déployer un nouveau comportement ?**

Lorsque je me trouve dans une situation sociale, je vais concentrer mon attention autant que possible sur l'autre personne. Lorsque je me trouve dans une situation sociale, je vais concentrer mon attention autant que possible sur l'autre personne. Je regarderai l'autre et j'écouterai ce qu'il ou elle a à dire. Si mon esprit se tourne vers l'intérieur pour me regarder, je le repèrerai et sans me juger, je concentrerai immédiatement mon attention sur la focalisation externe.

**Prédictions sur ce qui se passera lorsque vous abandonnerez le comportements sécurisants. Écrivez autant de scénarios que possible.**

Regarder l'autre personne le mettra mal à l'aise et cela me rendra plus angoissé. Autrement, je peux me sentir moins angoissé, car je ne me concentrerai pas sur moi-même. J'ai un souvenir d'enfance où quelqu'un me demande ce que je regardais.

**Adoptez un nouveau comportement et notez ce qui s'est réellement passé ici.**

J'ai trouvé que j'étais en réalité beaucoup moins angoissé que je ne le pensais. Je me suis retrouvé à regarder à l'intérieur de moi, quelques fois, mais j'ai remarqué que je faisais cela et j'ai immédiatement commencé à me concentrer de nouveau sur l'aspect externe. J'ai trouvé que globalement je me sentais beaucoup plus détendu.

**Qu'avez-vous appris de ce processus ? Quelle est la probabilité que vous alliez adopter ce nouveau comportement ?**

C'était beaucoup plus facile que je ne le pensais. Je me sentais beaucoup plus détendu. Je vais le faire autant que possible à partir de cet instant.

## Fiche d'expérience comportementale

| |
|---|
| **Décrire l'ancien comportement ou le comportement sécurisant.** |

| |
|---|
| **Décrire le nouveau comportement** |

| |
|---|
| **Comment allez-vous déployer un nouveau comportement ?** |

| |
|---|
| **Prédictions sur ce qui se passera lorsque vous abandonnerez le comportements sécurisants. Écrivez autant de scénarios que possible.** |

| |
|---|
| **Adoptez un nouveau comportement et notez ce qui s'est réellement passé ici.** |

| |
|---|
| **Qu'avez-vous appris de ce processus ? Quelle est la probabilité que vous alliez adopter ce nouveau comportement ?** |

## Camemberts de la responsabilité

Les camemberts de responsabilité sont très utiles quand nous commençons à assumer trop de responsabilités pour des événements dans nos vies où beaucoup d'autres personnes sont aussi impliquées, ou quand nous avons des pensées du type « Tout est de ma faute ! » Si, en discutant avec votre thérapeute, vous pensez que vous êtes excessivement responsable d'un aspect de votre vie ou d'un aspect de la vie de quelqu'un d'autre, la première chose que vous devrez faire est de noter toutes les personnes impliquées dans l'événement particulier sur lequel vous travaillez. Placez-vous au bas de la liste. Assignez un pourcentage de responsabilité à tous les membres de la liste, en vous plaçant à la fin.

Nous avons utilisé un exemple d'entraîneur de football au verso, qui se tient responsable pour la mauvaise performance d'une équipe de jeunes qu'elle gère.

| Notez l'événement ici |
|---|
| |

| Personnes impliquées | % de responsabilité attribuée |
|---|---|
| | |
| Total | 100% |

Camembert de la responsabilité

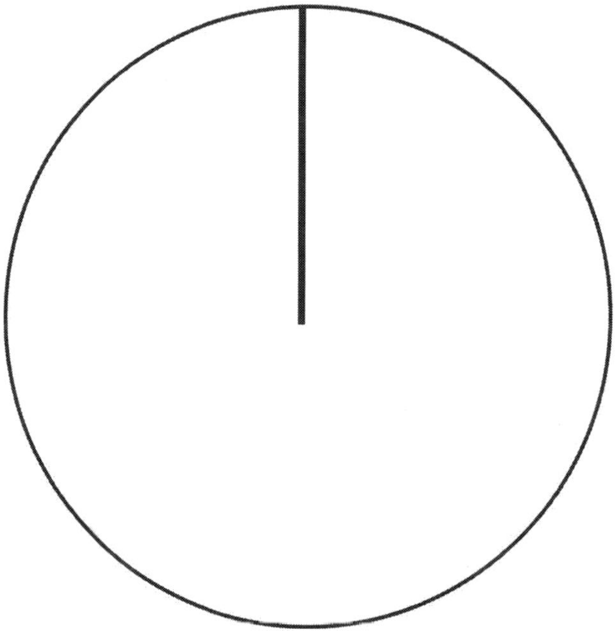

**Notez l'événement ici**

Une équipe a perdu un match contre une autre équipe en compétition étroite.

| Personnes impliquées | % de responsabilité attribuée |
|---|---|
| 1. Parents qui n'ont pas amené leurs enfants au match. | 30% |
| 2. Entraîneur en chef, car il ne nous a pas attribué plus de joueurs et pour nous avoir fait affronter tous les nouveaux joueurs plus expérimentés. | 20% |
| 3. Parents d'enfants ayant des problèmes de comportement. | 35% |
| 4. Les enfants ayant des problèmes de comportement. | 5% |
| 5. L'équipe | 2% |
| 6. Les entraîneurs adjoints | 2% |
| 7. Moi | 6% |
| **Total** | **100%** |

**Camembert de la responsabilité**

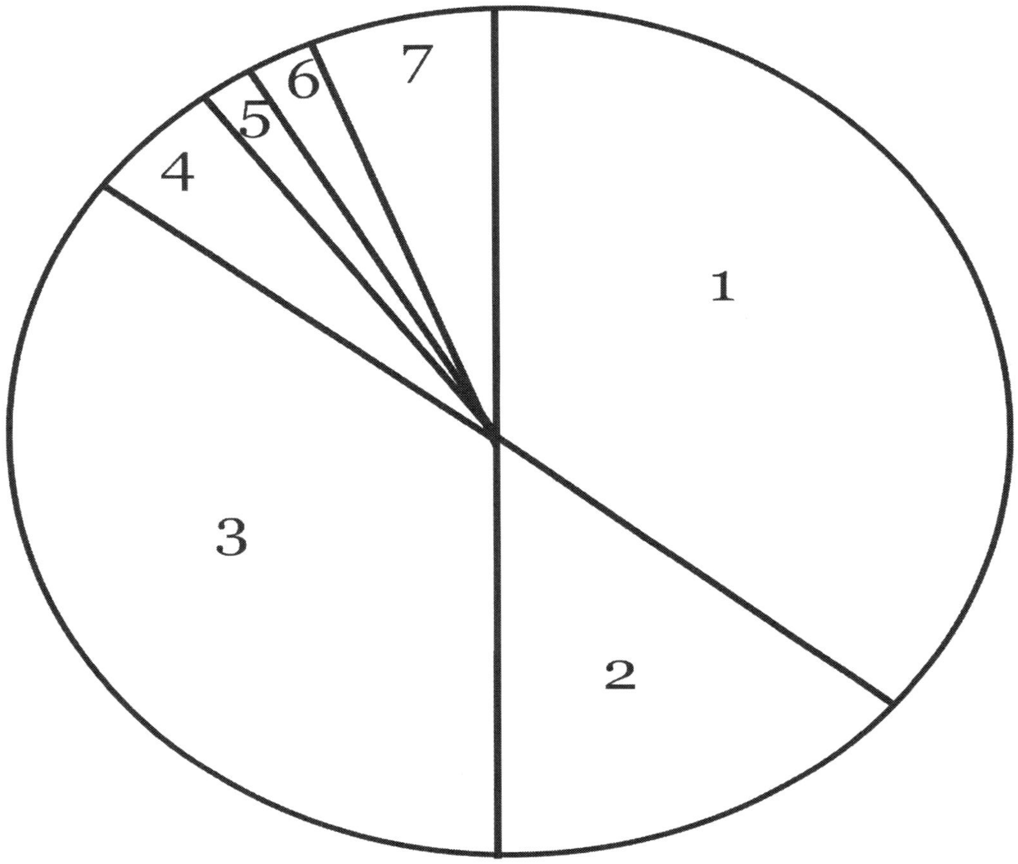

| Notez l'événement ici |
| --- |
| |

| Personnes impliquées | % de responsabilité attribuée |
| --- | --- |
| | |
| Total | 100% |

Camembert de la responsabilité

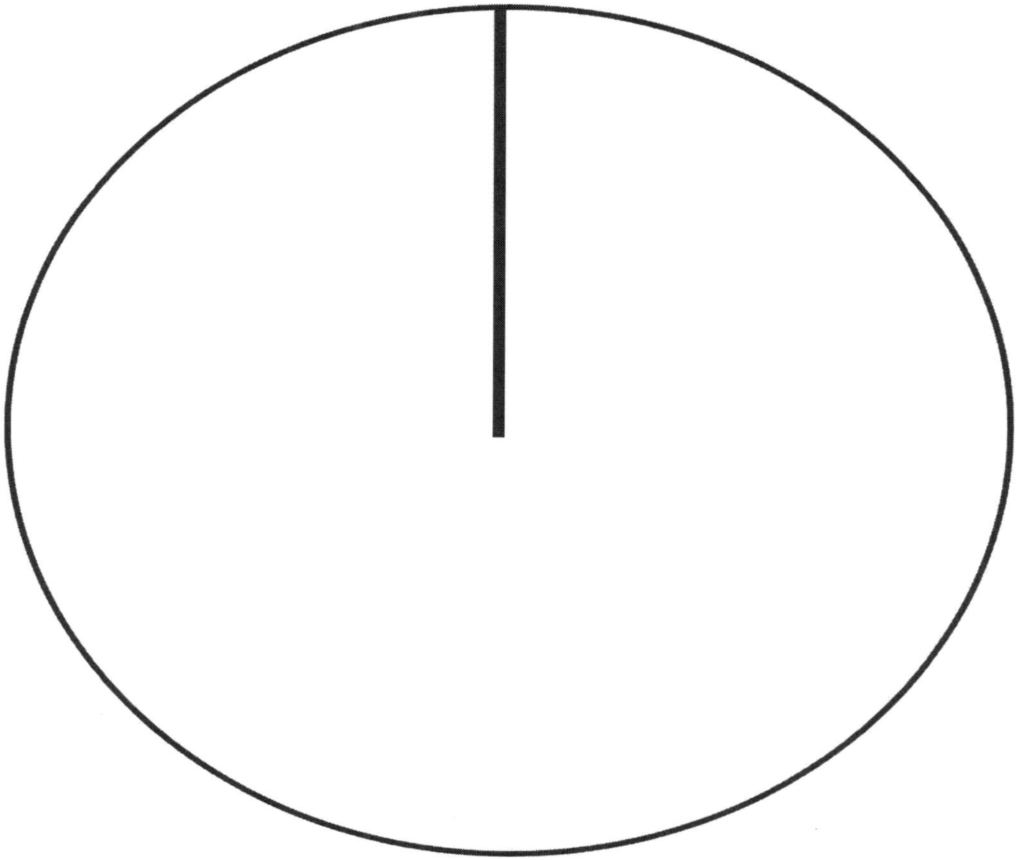

**Camembert de la responsabilité**

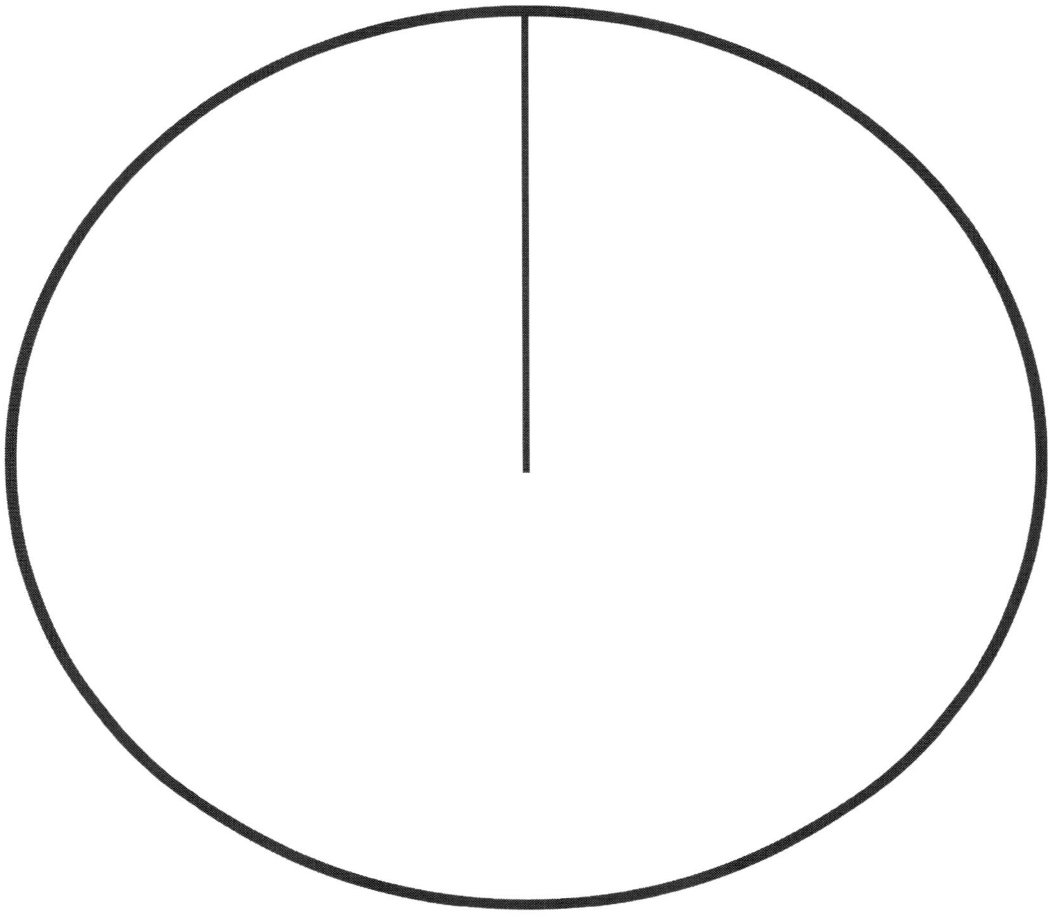

## Endroit sécuritaire

L'utilisation d'un endroit sécuritaire généré par l'esprit est souvent utile pour les personnes qui ont vécu des événements douloureux dans leur vie et qui travaillent sur ces événements avec leurs thérapeutes.

Évoquer l'endroit sécuritaire lorsque vous vous sentez en détresse peut réduire ou adoucir l'intensité de vos émotions. Idéalement, votre endroit sécuritaire sera un endroit extérieur (bien qu'il puisse également être à l'intérieur si aucun endroit extérieur ne vous semble sécuritaire). Les visualisations de lieux en plein air sont préférables, car ces types de visualisations apportent une meilleure gamme d'informations sensorielles. Il est généralement préférable, lorsque vous concevez un endroit sécuritaire, de penser à un endroit où vous n'avez aucun souvenir distinct impliquant des proches. C'est parce que l'utilisation d'un endroit sécuritaire impliquant les autres peut générer des souvenirs autobiographiques (souvenirs auto référents) qui peuvent vous distraire.

Si trouver un endroit sécuritaire s'avère difficile, vous pouvez créer un lieu imaginaire avec votre thérapeute. Vous pouvez, si vous le souhaitez, également ajouter un pont vers et depuis votre lieu sécuritaire.

## Exercice lié à un endroit sécuritaire - Page 1

**Pensez à un endroit où vous pouvez aller seul. Idéalement, un endroit non lié avec les amis ou la famille. Un endroit en plein air où vous vous sentez en sécurité et détendu. Notez une brève description de votre endroit ci-dessous.**

Parc. Descendre un chemin des copeaux de bois, entouré d'arbres.

**Regardez en avant et observez les détails de ce que vous voyez. Écrivez ce que vous voyez ici. En particulier, notez les détails de ce que vous voyez.**

Je vois une petite partie du tronc d'arbre. Je vois la boue du chemin avec des copeaux de bois dans certains endroits. Je vois le chemin à parcourir avec plusieurs variétés d'arbres. Je vois des orties et des fleurs sauvages qui poussent.

**Regardez sur votre gauche et écrivez ce que vous voyez. En particulier, notez les détails de ce que vous voyez.**

À ma gauche, je vois un chemin qui amène au champ. En regardant à travers les arbres, je peux distinguer une rivière sinueuse.

**Regardez sur votre droite et notez ce que vous voyez. En particulier, notez les détails de ce que vous voyez.**

À ma droite, je vois des mauvaises herbes, de petits arbustes et encore plus d'arbres. Je vois une petite clôture en bois, une banque de drainage et ensuite je vois une route au loin.

**Écoutez les sons que vous entendez. Que remarquez-vous ?**

Je peux entendre un léger bruit de feuilles brisantes. Peut-être, une légère vibration de la circulation sur une route voisine.

**Comment vous sentez-vous quand vous entendez ces sons ?**

Calme et détendu.

**Inspirez. Quelles sensations ressentez-vous en termes de sensation de souffle ? De quoi cet endroit a-t-il l'odeur ?**

Je remarque que l'air est frais. Il y a une légère odeur de moisi provenant des copeaux de bois accueillant qui cuisent au soleil.

## Exercice lié à un endroit sécuritaire - Page 2

**Prenez conscience de l'air contre votre peau. Quelle sensation sur votre peau vous fait savoir que vous êtes dans cet endroit ?**

Une sensation de fraicheur partout. Principalement sur mon visage et sur mes mains.

**Sentez le sol sous vos pieds. Quelles sensations ressentez-vous ?**

Le sol est légèrement rebondissant sur les copeaux et un peu glissant à cause de la terre humide.

**Apportez à la conscience ce que vous voyez, ce que vous entendez, les sensations sur votre peau, la sensation du sol sous vos pieds. Comment vous sentez-vous ?**

Calme, détendu et tranquille.

**S'il y avait un mot qui décrit comment cet endroit vous fait ressentir, quel serait ce mot ?**

Sécurité.

**Répétez votre mot dans votre esprit pendant que vous restez dans l'endroit sécuritaire. Que remarquez-vous ?**

Une sensation de picotement, calme dans mon corps.

**Que ressentez-vous dans votre corps lorsque vous êtes dans votre endroit sécuritaire ?**

Une sensation de calme et de la somnolence.

## Exercice lié à un endroit sécuritaire - Page 1

**Pensez à un endroit où vous pouvez aller seul. Idéalement, un endroit non lié avec les amis ou la famille. Un endroit en plein air où vous vous sentez en sécurité et détendu. Notez une brève description de votre endroit ci-dessous.**

**Regardez en avant et observez les détails de ce que vous voyez. Écrivez ce que vous voyez ici. En particulier, notez les détails de ce que vous voyez.**

**Regardez sur votre gauche et écrivez ce que vous voyez. En particulier, notez les détails de ce que vous voyez.**

**Regardez sur votre droite et notez ce que vous voyez. En particulier, notez les détails de ce que vous voyez.**

**Écoutez les sons que vous entendez. Que remarquez-vous ?**

**Comment vous sentez-vous quand vous entendez ces sons ?**

**Inspirez. Quelles sensations ressentez-vous en termes de sensation de souffle ? De quoi cet endroit a-t-il l'odeur ?**

## Exercice lié à un endroit sécuritaire - Page 2

| |
|---|
| **Prenez conscience de l'air contre votre peau. Quelle sensation sur votre peau vous fait savoir que vous êtes dans cet endroit ?** |
| **Sentez le sol sous vos pieds. Quelles sensations ressentez-vous ?** |
| **Apportez à la conscience ce que vous voyez, ce que vous entendez, les sensations sur votre peau, la sensation du sol sous vos pieds. Comment vous sentez-vous ?** |
| **S'il y avait un mot qui décrit comment cet endroit vous fait ressentir, quel serait ce mot ?** |
| **Répétez votre mot dans votre esprit pendant que vous restez dans l'endroit sécuritaire. Que remarquez-vous ?** |
| **Que ressentez-vous dans votre corps lorsque vous êtes dans votre endroit sécuritaire ?** |

## Journal de changement de comportement

Une idée générale derrière les journaux de changement de comportement est la prise de conscience du comportement problématique. La majorité de nos comportements ont lieu de façon automatique et sont régis par des processus qui en dehors de notre conscience.

La prise de conscience des comportements problématiques est la première étape d'un processus de changement. La deuxième est la décision de changer et l'adoption d'un comportement alternatif.

**Journal du changement de comportement**

| Heure :<br>Date : | Déclenche | Comportement | Conséquences du comportement | Nouveau comportement | Conséquences du nouveau comportement | Réflexion |
|---|---|---|---|---|---|---|
| | | | | | | |

## Journal du changement de comportement

| Heure :<br>Date : | Déclenche | Comportement | Conséquences du comportement | Nouveau comportement | Conséquences du nouveau comportement | Réflexion |
|---|---|---|---|---|---|---|
| 13 :30<br>14 Juillet | Croiser une personne avec qui je me suis embrouillé dans la rue. | Ignorer la personne ou avoir une conversation courte. | La relation avec cette personne continue à être glaciale et crée un mauvais sentiment. | Être cordial avec l'autre personne. Être poli. | Les rapports sont plus amicaux et je ne me sens pas mal ou coupable. | Il est préférable de dire ce qui doit être dit à ce moment-là et ensuite mettre le problème derrière moi.<br><br>Le problème ne s'envenime pas et j'aurai encore plus de relations amicales. |

## Journal du changement de comportement

| Heure :<br>Date : | Déclenche | Comportement | Conséquences du comportement | Nouveau comportement | Conséquences du nouveau comportement | Réflexion |
| --- | --- | --- | --- | --- | --- | --- |
| | | | | | | |

## Les cycles positifs en TCC

Bien que les cycles génériques en TCC soient principalement utilisés avec les pensées automatiques négatives (PNA) il est souvent utile, après avoir complété un exercice mettant en défi la pensée, de placer vos nouvelles informations dans un cycle positif. Pour commencer ce processus, notez votre nouvelle pensée plus équilibrée dans le champ de pensée équilibrée, et interrogez-vous sur ce que cette pensée pourrait signifier si cela s'avérait vrai, ou si vous devriez choisir de la croire.

Répétez la nouvelle pensée plus équilibrée dans votre esprit et observez votre corps. Remarquez les changements dans la réaction corporelle lorsque vous gardez cette pensée à l'esprit. Réfléchissez à l'émotion que vous ressentez et à la manière dont cette façon de penser et de ressentir peut influencer votre comportement. Placez toutes ces informations dans un cycle générique positif.

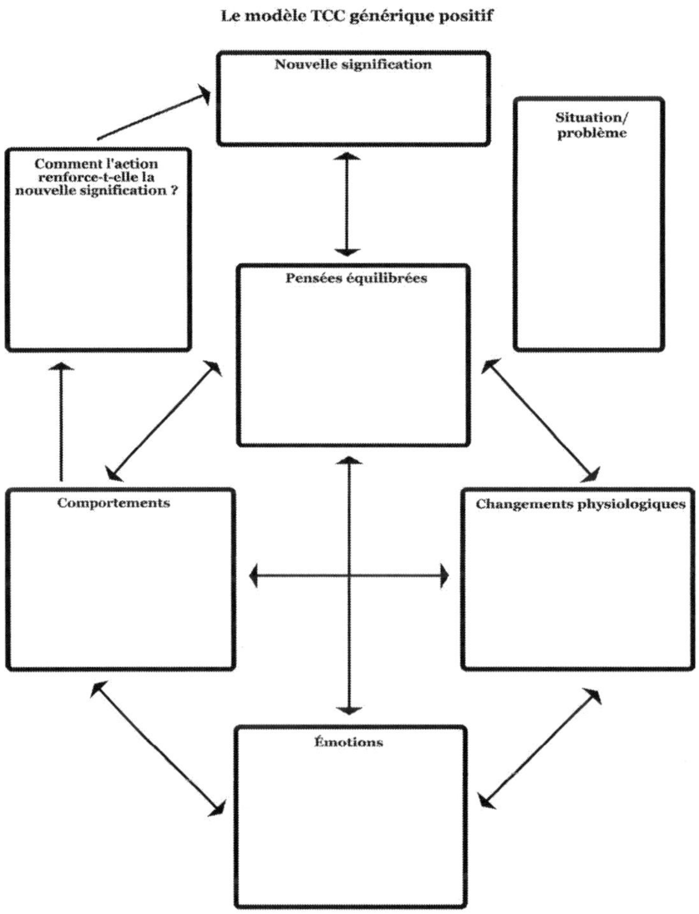

## Le modèle TCC générique positif

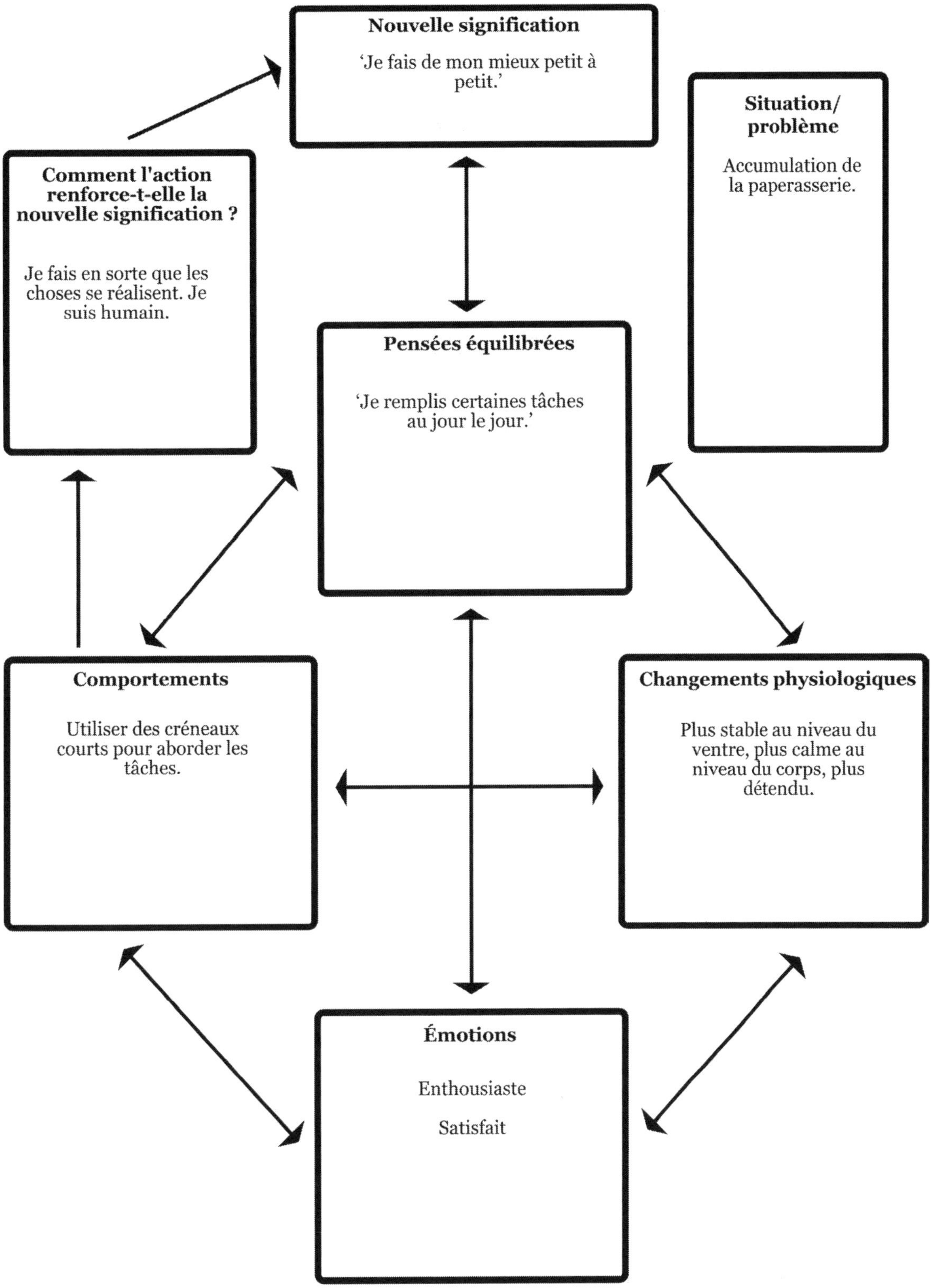

## Le modèle TCC générique positif

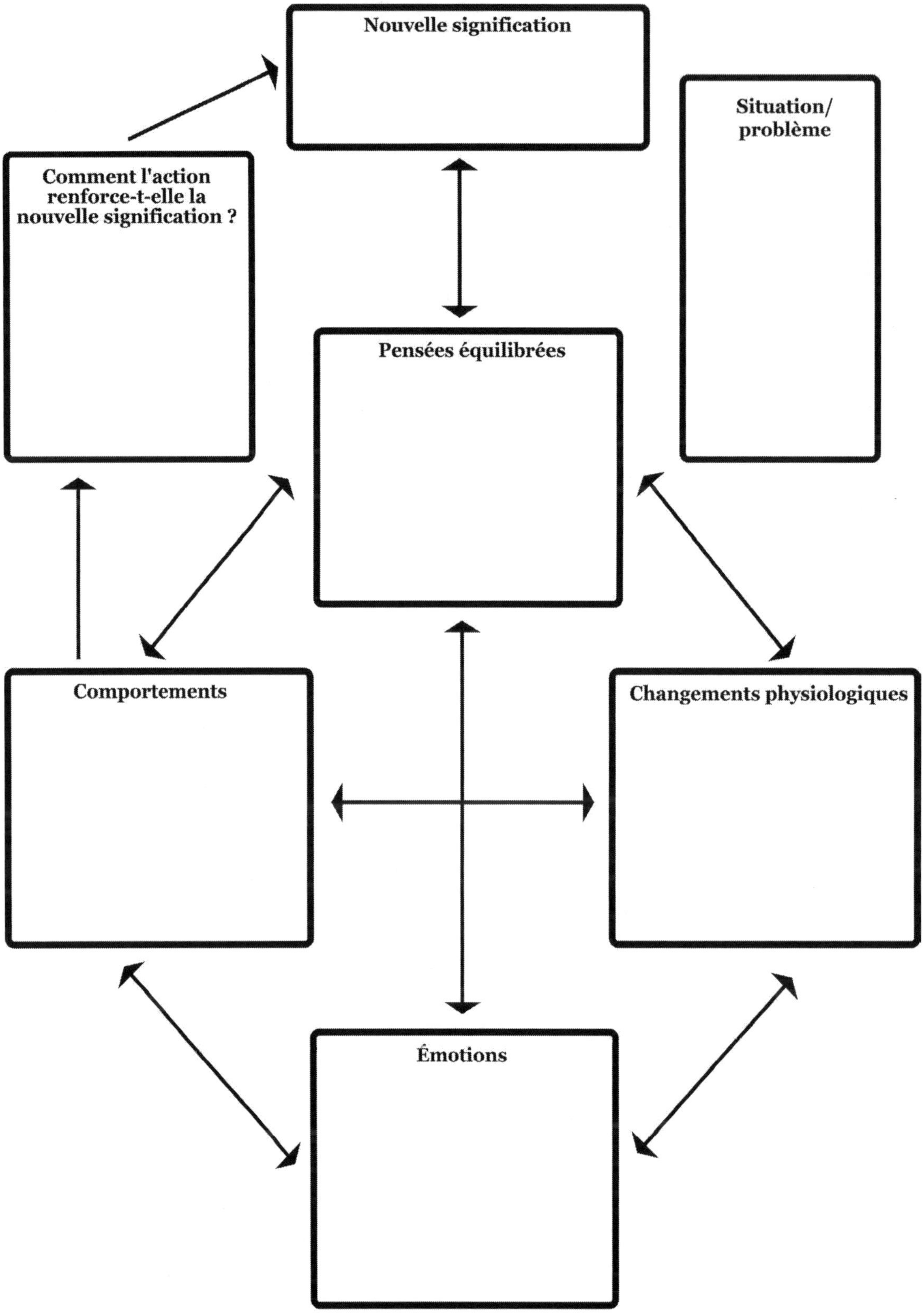

## Fiche d'objectifs de comportement

Une fois que vous aurez travaillé sur une formulation psychologique avec votre thérapeute, vous aurez une idée des types de comportements qui maintiennent vos problèmes en place. La plupart du temps, les comportements sécurisants doivent être mis au défi pour créer un changement durable. Avec la plupart des comportements sécurisants, il existe un autre comportement plus adaptatif que vous pourriez adopter à la place. Nous avons inclus quelques exemples sur la page suivante.

**Fiche des objectifs de comportement**

| Ancien comportement | Nouveau comportement |
|---|---|
| | |
| | |
| | |
| | |
| | |
| | |
| | |
| | |
| | |
| | |
| | |

## Fiche des objectifs de comportement

| Ancien comportement | Nouveau comportement |
|---|---|
| Boire de l'alcool pour se détendre | Trouvez d'autres façons de se détendre par exemple yoga, massage, exercice |
| S'inquiéter | Utiliser des exercices de résolution de problèmes plutôt que de se préoccuper |
| Éviter les conflits | Aborder les difficultés le plus rapidement possible en faisant preuve de confiance |
| Surestimer les gains | Sous-estimer les gains |
| Éviter l'exercice | Intégrer l'exercice dans le cadre de la routine hebdomadaire |
| Ruminer sur les difficultés | Faire de la méditation consciente |
| Tergiverser | Effectuer des tâches qui nécessitent peu de temps, immédiatement |
| Travailler de très longues heures | Limiter les heures de travail |
| Prendre beaucoup de responsabilités | Partager la responsabilité. Utiliser les exercices camembert plus souvent. |
| Manger du chocolat la nuit en récompense | Utiliser des récompenses saines |
| Négliger soi-même | Adopter des habitudes saines |

### Fiche des objectifs de comportement

| Ancien comportement | Nouveau comportement |
|---|---|
| | |
| | |
| | |
| | |
| | |
| | |
| | |
| | |
| | |
| | |
| | |

## Fiches de désensibilisation systématique

Le travail d'exposition reste la plus grande partie de la TCC. La façon la plus efficace d'aborder des situations ou des comportements redoutés est peut-être d'utiliser un processus connu sous le nom de désensibilisation systématique. Pour la désensibilisation systématique, vous devrez écrire une liste de : a) choses que vous avez évitées et b) comportements que vous appréhendez. Cette liste peut être créée en discutant avec votre thérapeute. Examinez chaque élément de votre liste et évaluez chaque élément en fonction de l'anxiété ressentie lorsque vous évoquez chaque élément.

Pour entreprendre un processus de désensibilisation systématique, vous devrez commencer par l'élément le moins anxiogène. À l'aide de la fiche d'exposition dans ce chapitre, entreprenez l'élément le moins anxiogène jusqu'à ce que votre anxiété se réduise à zéro ou qu'elle se stabilise et que vous puissiez facilement tolérer vos sentiments anxieux. Il est important, lorsque vous effectuez une désensibilisation systématique, de ne pas passer au niveau d'angoisse plus élevée, jusqu'à ce que vous puissiez facilement tolérer une source d'anxiété faible. Il est très bénéfique et utile de répéter les comportements même s'ils ont l'air banals et/ou ennuyeux.

Un exemple standard de désensibilisation systématique est proposé au verso. Chaque élément sur une liste de désensibilisation peut être décomposé davantage, à l'aide des fiches de désensibilisation le cas échéant.

**Liens PDF**

**https://pdflink.to/49a71c4f/**

**https://acrobat.adobe.com/id/urn:aaid:sc:EU:6509cd0e-b28a-4660-bfd2-6cd7f8ff499c**

## Fiche de désensibilisation systématique

| Situation appréhendée ou comportement | Qu'est qui me fait peur ? | Taux d'anxiété - sur 10 (où 10 est le maximum) |
|---|---|---|
| Réduire le temps de préparation des conférences au même niveau que les autres universitaires. | Les gens découvriront que je ne suis pas vraiment compétent au travail et que je suis un arnaquer. | 9 |
| Parler sans réfléchir exactement à ce que je vais dire. | Je vais dire quelque chose de stupide et m'embarrasser. | 8 |
| Se concentrer sur les autres au lieu de moi-même. | Si je baisse ma garde, je risque de dire quelque chose de stupide. | 4 |
| Permettre la présence de mon angoisse. | Mon anxiété pourrait me prendre par surprise et les autres pourraient la remarquer. | 2 |
| Dire ce que je pense un peu plus souvent dans les contextes sociaux. | Les gens pourraient me juger ou dire que je suis stupide. | 6 |
| Se tenir au premier plan dans les situations sociales. | Je vais attirer plus d'attention et j'aurai l'air gêné et mal à l'aise. | 5 |
| Arriver tôt aux événements sociaux. | Je me sentirai mal à l'aise et maladroit et je serai amené à parler aux gens. | 5 |
| Mettre en suspens l'inquiétude. Traiter les choses quand et si elles se produisent. | Je serai pris au dépourvu et je vais être agité. | 5 |

## Fiche de désensibilisation systématique

| Situation appréhendée ou comportement | Qu'est qui me fait peur ? | Taux d'anxiété - sur 10 (où 10 est le maximum) |
|---|---|---|
| | | |
| | | |
| | | |
| | | |
| | | |
| | | |
| | | |
| | | |

## Fiche de désensibilisation systématique

**Situation globale cible, objet ou comportement lié à la désensibilisation**

Dire « non » aux demandes quand je ne veux pas vraiment faire quelque chose. J'ai une « bonne amie » et il m'arrive de dire « oui » à tout ce qu'elle me demande et elle en a profité au fil des années. Je ne sais pas comment changer les choses. Je me sens oppressé par elle et par sa famille, mais je ne veux pas être à froid avec eux.

| Zone individuelle de désensibilisation | Niveau de détresse prévu de 0 à 10 |
|---|---|
| Dire « non » aux vendeurs indésirables qui me téléphonent. | 1 |
| Dire à un vendeur en face que je n'ai pas besoin d'assurance pour mon appareil électrique. | 3 |
| Dire à ma fille de 16 ans qu'elle devra économiser la moitié de l'argent pour son voyage de ski scolaire. | 4 |
| Expliquer aux clients que je ne pourrai pas les voir cette semaine, car je n'ai aucune disponibilité. | 6 |
| Dire à un ami que je ne peux pas aller chercher son fils au club de sport. | 7 |
| Expliquer à une amie que sa fille ne pourra pas rester chez nous en semaine. | 7 |
| Expliquer à une bonne amie que je voudrais qu'elle m'appelle ou m'envoie un texto avant qu'elle ne se présente chez moi sans y être invitée. | 9 |
| Dire à une bonne amie que ma maison ne sera pas à sa disposition à partir de jeudi. | 10 |

## Fiche de désensibilisation systématique

**Zone individuelle de désensibilisation**

Utiliser l'ascenseur (une partie de la désensibilisation est liée à l'utilisation du métro).

| Zone individuelle de désensibilisation | Niveau de détresse prévu de 0 à 10 |
|---|---|
| Aller vers l'ascenseur (n'est pas beaucoup pratiqué) avec un thérapeute | 1 |
| Monter dans l'ascenseur avec les portes ouvertes et ressortir (avec le thérapeute) | 2 |
| Monter dans l'ascenseur avec les portes ouvertes et ressortir (sans thérapeute) | 3 |
| Monter dans l'ascenseur, laisser les portes se refermer et se rouvrir, puis ressortir (avec le thérapeute) | 4 |
| Monter dans l'ascenseur, laisser les portes se refermer et se rouvrir puis ressortir (sans thérapeute) | 5 |
| Aller dans l'ascenseur, laisser les portes se refermer et se rouvrir, descendre ou remonter un étage puis ressortir (avec le thérapeute) | 5 |
| Monter dans l'ascenseur, laisser les portes se refermer et se rouvrir, descendre ou remonter un étage puis ressortir (sans thérapeute) | 6 |
| Monter dans l'ascenseur, laisser les portes se refermer et se rouvrir, descendre ou remonter deux étages puis ressortir (sans thérapeute) | 6 |

## Fiche de désensibilisation systématique

**Situation globale cible, objet ou comportement lié à la désensibilisation**

| **Zone individuelle de désensibilisation** | **Niveau de détresse prévu de 0 à 10** |
| --- | --- |
| | |
| | |
| | |
| | |
| | |
| | |
| | |
| | |

## Fiche d'exposition

La technique d'exposition implique : a) rester dans une situation particulière ou b) l'utilisation continue d'un comportement particulier jusqu'à ce que la situation ou le comportement est facilement tolérable. Afin de vous aider à diminuer l'anxiété sur une longue période, évaluez le niveau de votre anxiété avant, pendant et après la situation dans lequel vous vous placez ou lorsque vous adoptez un nouveau comportement. Une fois que vous aurez accompli votre travail d'exposition, réfléchissez à ce que vous avez appris. Cela vous aidera à mieux ancrer votre apprentissage empirique (apprentissage en pratiquant/ vivant une expérience).

**Feuille d'exposition**

| Heure<br>Date | Situation | L'anxiété avant (0 à 10 où 10 est le maximum) | L'anxiété pendant (0 à 10 où 10 est le maximum) | L'angoisse après (0 à 10 où 10 est le maximum) | Qu'est-ce que j'ai appris ? |
|---|---|---|---|---|---|
| 19 :00<br>Le 17 janvier | Être angoissé et accueillir l'anxiété lors d'un événement social. | 6 | 2 | 2 | Être angoissé et accueillir l'anxiété lors d'un événement social. |

## Feuille d'exposition

| Heure<br><br>Date | Situation | L'anxiété avant (0 à 10 où 10 est le maximum) | L'anxiété pendant (0 à 10 où 10 est le maximum) | L'angoisse après (0 à 10 où 10 est le maximum) | Qu'est-ce que j'ai appris ? |
|---|---|---|---|---|---|
| | | | | | |

CHAPITRE 5

# Autres dépliants pratiques

Les dépliants sont très utiles en thérapie, car les patients atteints de détresse émotionnelle ont souvent des difficultés à se concentrer pendant les séances, et peuvent rencontrer des problèmes liés à l'attention et à la mémoire. Les dépliants peuvent ainsi être utilisés comme des aides mémoires et améliorer le résultat de la thérapie.

## Dépliants liés aux préjugés

Les préjugés peuvent entrainer d'immenses distorsions dans la façon que les gens pensent lorsqu'ils sont en détresse et peuvent avoir une incidence significative sur la façon dont l'information est traitée. La présence d'une fiche liée aux préjugés peut s'avérer très utile pour mettre en défi les PNA.

## Dépliants liés à l'organisation cérébrale

Beaucoup de patients ont du mal à faire une distinction claire entre leur esprit logique et leur esprit empirique. La proposition d'une méthode neurobiologique des processus conjonctifs et émotifs peut aider les patients à s'impliquer dans la méthode ou s'habituer à la méthode TCC.

## Exercices liés aux ressentis/à la concentration

Les patients auront élaboré de stratégies particulièrement évoluées, pour éviter ou contrôler leurs émotions. Cet exercice a été conçu pour aider les gens à affronter leurs émotions d'une manière plus régulière. Sans affronter leurs émotions, il est très difficile d'apporter des changements à l'aide de la TCC.

## Dépliant lié à la rumination et à la préoccupation

Avant la thérapie, la plupart des gens ignorent l'impact de la rumination sur l'aspect neurobiologique cérébrale et la façon dont elle conserve les symptômes liés à l'anxiété et à la dépression. La pédagogie liée à la rumination et à la préoccupation est indispensable. Dès que les gens réalisent qu'ils ruminent ou se préoccupent, ils ont plus de choix sur la façon de réagir.

## Fiches de comportement sécurisant et des techniques comportementales potentielles

Offering clients a safety behaviour sheet with common safety behaviours connected to their specific problems can be immensely helpful. The fact that a sheet has already been produced with their behaviours on it can feel comforting, as the client will immediately make a connection that they are not alone with their problem. We have also made suggestions about potential behavioural experiments to challenge a range of safety La remise des fiches de comportement sécurisant aux patients ayant des comportements sécurisants communs à leurs problèmes spécifiques peut s'avérer très utile. Le fait qu'une fiche incluant leurs comportements a déjà été conçue peut-être rassurant, car le patient établira un lien et se rendra compte qu'il n'est pas isolé avec son problème. Nous avons également fourni des conseils sur la technique comportementale potentielle pour mettre au défi une gamme de comportements sécurisants.

## Les préjugés ou les distorsions cognitives

Dans le contexte TCC une perspective est construite sur un principe que nous pensons capable d'influencer la manière dont nous regardons le monde, la manière que nous éprouvons le choses et la manière dont nous nous comportons. La plupart de temps quand nous sommes en détresse émotionnelle, nos esprits déforment la manière dont nous traitons l'information. En TCC, nous appelons ces processus des distorsions cognitives. Les distorsions cognitives sont des changements dans notre perception mentale qui peut nous donner une vision modifiée du monde.

Lorsque nous éprouvons des distorsions cognitives, le style de pensée peut changer d'un style équilibré, flexible, vaste, analytique vers un style rigide, pas loin de ce qu'on peut attendre des enfants. Ces processus cognitifs (que ce soit des paroles ou des images) nous encouragent à penser que nous pouvons anticiper l'avenir, ou rendre les événements de la vie plus étendu ou plus concis qu'ils ne sont en réalité. Une liste des distorsions les plus courantes se trouve au verso.

## Les préjugés et de quoi faire attention

**Les pensées du type tout ou rien :** Regarder les choses comme étant bonnes ou mauvaises ; il n'y a pas de juste milieu. Les choses sont soit parfaites ou fondamentalement imparfaites. Il y a juste du noir ou du blanc, le gris n'existe pas, par exemple, toujours / jamais, bon / mauvais.

**Personnalisation :** Focaliser sur les choses dans l'environnement immédiat et les relier à soi-même. Pensant par exemple, 'Elle l'a fait exprès parce qu'elle savait que je n'allais pas l'apprécier !' Le monde tourne autour de soi.

**Le filtrage mental :** Choix des idées négatives spécifiques pour s'attarder dessus et ignorer toutes les idées positives.

**Disqualification du positif :** Les points positifs ne comptent pas, il n'y a rien de spécial dans la façon dont je l'ai fait, par exemple, 'Cela ne s'est produit que parce que j'ai eu de la chance.'

**Les images déformées :** Utilisation des images comme preuve. Une photographie ou une image dans l'esprit qui reflète les thèmes extrêmes de la peur, de la tristesse, du dégoût, de la douleur, etc.

**La voyance :** La prédiction de l'avenir d'une manière négative sans aucune preuve réelle, par exemple : 'Ça va être horrible' ; ce sera un désastre. J'en suis convaincu.

**Devraient, Doivent et Faudrait :** Avoir des idées que les choses ne peuvent être faites que d'une façon : 'Les gens devraient ... ; 'Je dois ...' ; 'Je devrais vraiment ...' ; Il n'aurait pas dû ...

**Approche excessivement généralisée :** Prendre des événements ou des circonstances uniques et les voir se produire plus souvent qu'ils ne le font réellement. Penser que les choses arrivent partout.

**Raisonnement émotionnel :** Utiliser les émotions comme preuve, par exemple, 'Je le ressens, alors cela doit être vrai'.

**Télépathie :** Tirer des conclusions sur ce que les autres pensent sans aucune preuve, par exemple : 'Elle ne m'aime pas' ; 'Ils pensent que je suis stupide'.

# Organisation cérébrale (Version enfant/adolescent)

BIG JIM : Il y a trois parties du cerveau que vous découvrirez lorsque vous faites de la TCC. La partie intelligente est basée au sommet du cerveau.

La partie intelligente est douée pour les tâches difficiles comme les mots croisés, les mathématiques, les devoirs et la résolution de problèmes.

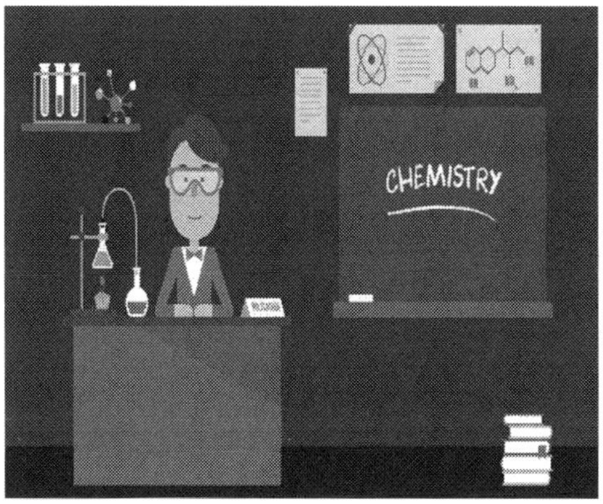


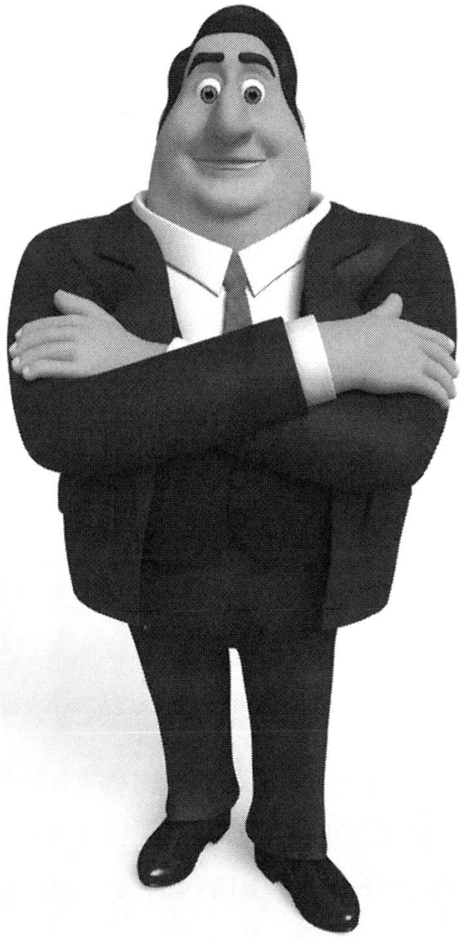

Au fond du cerveau se trouve la partie animale.

La partie animale est très fidèle, un peu comme mon chien, mais elle est également assez stupide et croit tout ce que vous dites. C'est également la partie qui est en charge des émotions, nous devons donc faire attention.

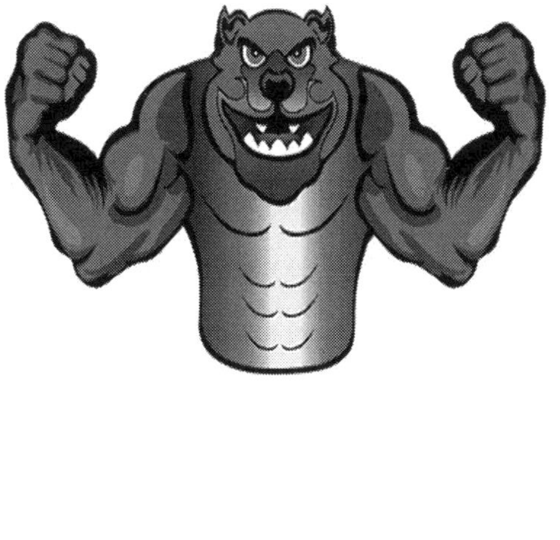

Il y a une autre petite partie entre la partie intelligente et la partie animale. Cette partie règle les problèmes entre les deux autres. Cette partie est le « gardien ».

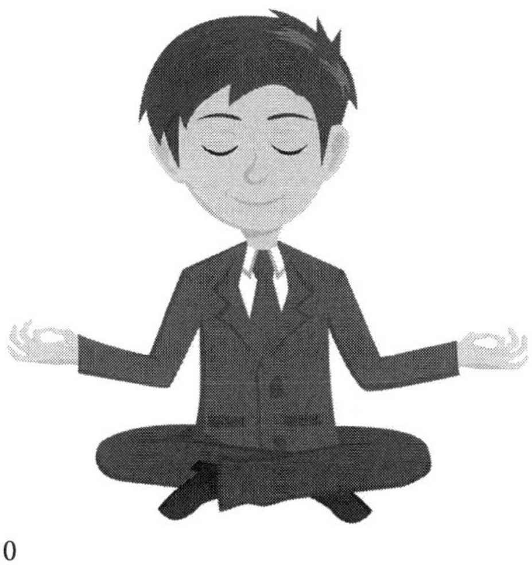

Le gardien aide la partie intelligente à apaiser la partie animale quand elle devient un peu contrariée ou colérique. Le gardien est très doué pour calmer la partie animale et peut l'apaiser, si elle se fâche.

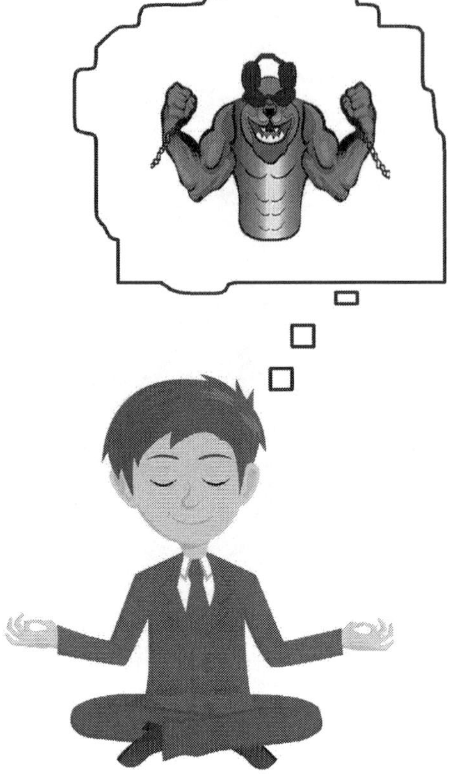

Dans l'ensemble, le cerveau ressemble à cette image.

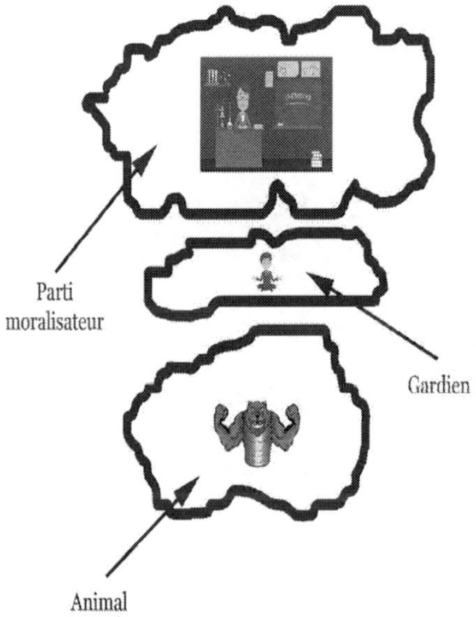

SALLY : Professeur Nut. Avez-vous quelque chose à ajouter sur ce que les gens pourraient trouver sur le cerveau ?

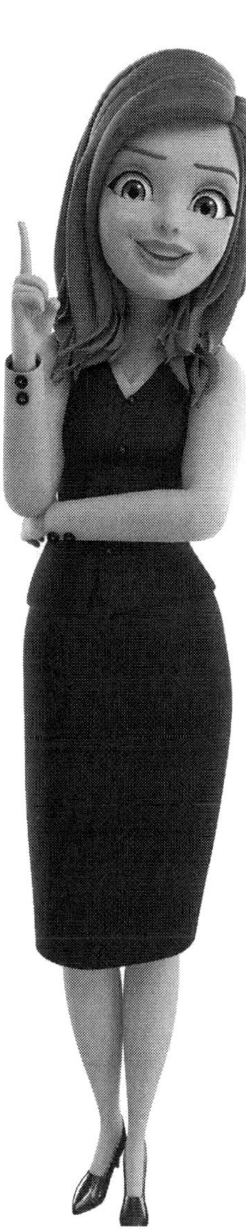

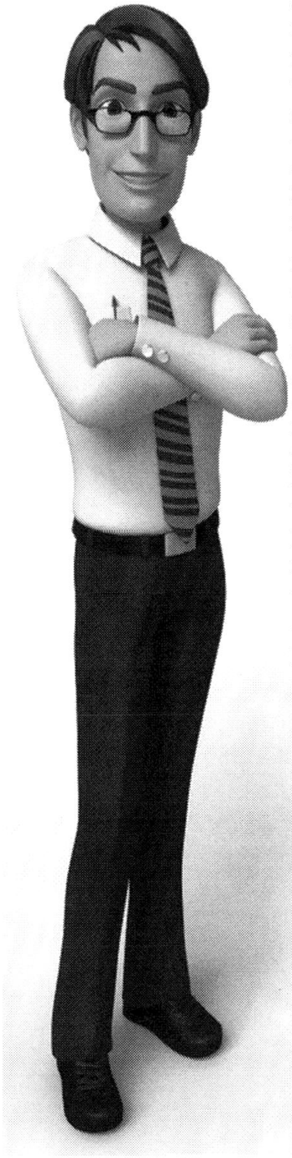

PROFESSEUR NUT : Jetez un œil sur mon diagramme ci-dessous. Si vous regardez le cerveau du haut vers le bas tout ce que vous pouvez voir sur la surface s'appelle le néocortex. Le néocortex est une partie du cerveau que nous utilisons pour réfléchir, planifier et résoudre des problèmes complexes. Vous aurez à utiliser cette partie du cerveau quand vous faites de la TCC. Les parties inférieures du cerveau qui résident sous le néocortex sont connues par les personnes de mon domaine comme des régions sous-corticales. Les régions sous-corticales pourraient être décrites comme le cerveau primitif ou animal, car nous partageons des structures cérébrales similaires avec les mammifères. Cette partie du cerveau s'intéresse principalement à la survie. Nos réactions émotionnelles viennent de la région sous-corticale.

Les régions sous-corticales contiennent une zone du cerveau connue sous le nom de système limbique. Le système limbique et la zone en dessous sont les parties où les émotions sont générées. L'amygdale, qui est située des deux côtés du cerveau, déclenche en particulier des émotions telles que l'anxiété.

La partie du cerveau que Big Jim appelle « gardien » est techniquement connue sous le nom de cortex préfrontal. Le cortex préfrontal est une partie extrêmement importante du cerveau en termes d'évolution humaine. Il agit comme un messager entre le néocortex et les régions primitives du cerveau qui se trouvent au-dessous.

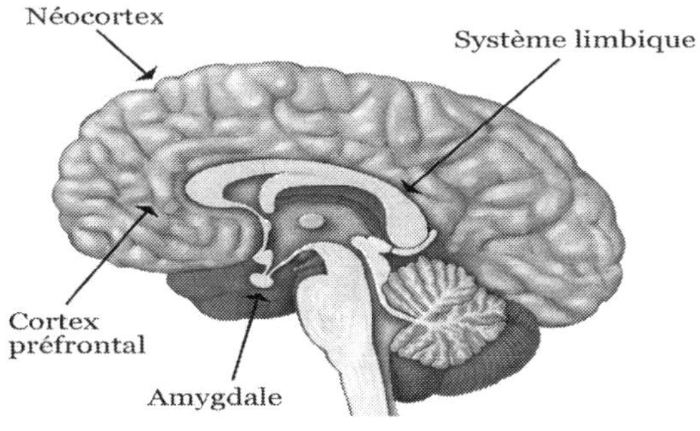


Le cerveau

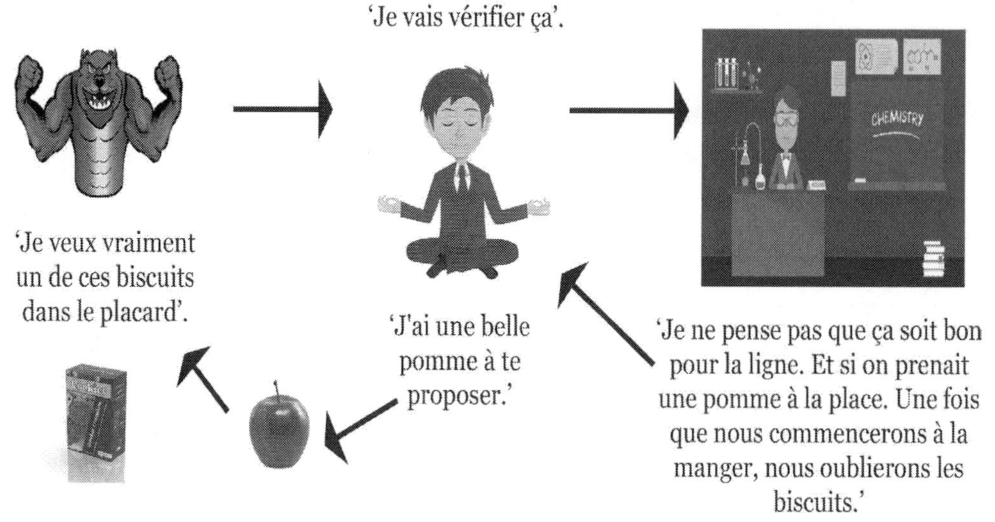


Le cortex préfrontal se trouve au sommet du système limbique et agit comme un système de communication entre le néocortex et la région sous-corticale. Il a beaucoup de fonctions importantes. Il calme le bruit dans l'esprit et il peut faire disparaitre les réactions émotionnelles créées par les régions sous-corticales. Nous utilisons également cette partie de notre cerveau pour réfléchir à notre façon de penser. Je viens d'ajouter quelques notes à l'image de Big Jim et de les mettre sur la droite.

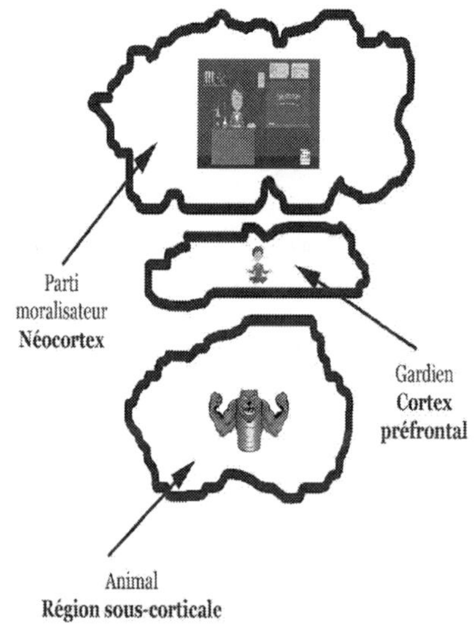


---

Extrait des fiches de travail sur la TCC liée à l'anxiété sociale chez les adolescents par Dr James Manning et Dr Nicola Ridgeway

## L'organisation cérébrale (Version Adulte)

### Néocortex

C'est une partie du cerveau responsable de la pensée, la planification et la pensée logique.

### Cortex préfrontal

Le cortex préfrontal est une partie essentielle du cerveau pour le bien-être psychologique. Il est souvent menacé chez les personnes ayant des problèmes de santé mentale. Le cortex préfrontal se trouve au sommet du système limbique, agissant comme un système de communication entre le néocortex et la région sous-corticale. Il a beaucoup de fonctions importantes. Il calme le « bruit » dans l'esprit et peut faire disparaitre les réactions émotionnelles créées par les régions sous-corticales. Nous utilisons également cette partie de notre cerveau pour réfléchir à notre façon de penser.

Le cortex préfrontal devient temporairement altéré chez les personnes souffrant de troubles anxieux et souvent les personnes souffrant d'anxiété se sentant incapable de penser clairement. En état de dépression, le cortex préfrontal peut rester altéré pendant de plus longues périodes, ce qui contribue à une mauvaise concentration et aux difficultés d'attention.

### Le système limbique

Le système limbique se trouve au milieu du cerveau dans les régions sous-corticales. Les régions sous-corticales (qui prennent leur nom parce qu'elles sont situées sous la région du cortex cérébral) pourraient être décrites comme le cerveau primitif ou animal, car nous partageons des structures cérébrales similaires avec les mammifères. L'intérêt prédominant des régions sous-corticales est la survie et c'est de là que proviennent nos réactions émotionnelles.

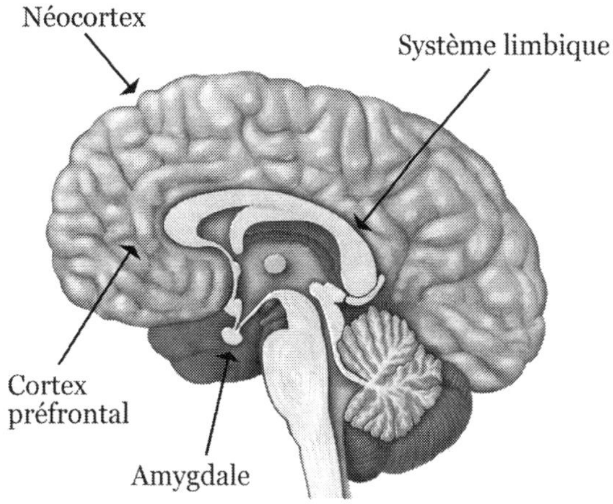

Le cerveau

Les émotions sont générées dans le système limbique et les zones en dessous. L'amygdale, qui est située des deux côtés du cerveau, déclenche en particulier des émotions telles que l'anxiété.

## Exercice lié aux émotions

1. Commencez par cibler l'endroit où vous ressentez le plus votre émotion.
2. Gardez votre attention sur votre ressentiment. Placez votre main partout où vous ressentez votre émotion de façon intense. Vous placez votre main sur votre corps là où votre émotion se trouve, parce que beaucoup d'entre nous sommes enclins à éviter les émotions inconsciemment et automatiquement s'éloigner des émotions, et aller les chercher au niveau du cerveau. Vous gagnez un lien avec vos émotions et vous concentrez sur ce que vous ressentez. Placer votre main sur la partie de votre corps où vous ressentez plus intensément votre anxiété servira également de rappel, afin de vous puissiez vous concentrez sur vos émotions. Il est très important, pendant que vous faites cet exercice, de vous concentrer sur vos sentiments et de vous rappeler que vous êtes vraiment prêt à ressentir vos émotions.
3. En vous concentrant sur la partie de votre corps sous votre main, contemplez exactement ce que vous ressentez. Par exemple, quelle espace vos émotions prennent-elles ? Est-ce que vos émotions sont douloureuses ou inconfortables ? Évaluez l'intensité de votre ressenti entre 1 et 10, où 10 est le niveau d'intensité le plus élevé. Pendant que vous continuez à percevoir vos émotions, donnez-les, mentalement la permission de prendre l'espace qu'elles occupent dans votre corps. Si vous voulez aller un peu plus loin, vous pouvez aussi parler de votre détresse. Intérieurement, essayez de dire quelque chose du genre « Merci d'être là » ... « Il y a de très bonnes raisons pour que tu sois là. » Gardez à l'esprit l'idée que, du point de vue des esprits primitifs, il y a une bonne raison pour que votre anxiété soit là, même si cela n'a pas de sens logique. Suivez cela en disant « Tu es invité à rester là aussi longtemps que tu le souhaites ».
4. Gardez à l'esprit, que du point de vue de la région sous-corticale (esprit primitif), si elle remarque au cours de son processus de dépistage qu'il y a un signal d'une menace potentielle, qui peut être physique ou psychologique, elle fait juste son travail correctement. En portant la menace à votre attention et vous aide à vous préparer. La menace peut manquer de logique, être non réel ou invalide dans le mode temporel actuel. Si cela a été perçu comme une menace dans le passé, ou si vous avez déjà confirmé l'existence de la menace en vous retirant de cette menace dans le passé, alors, du point de vue de l'esprit primitif, la menace est toujours active.
5. Tout en percevant vos symptômes d'anxiété, il est important, lorsque vous parlez de vos sentiments, que vous cogitiez vraiment à ce que vous dites. Lâchez toutes vos pensées et concentrez-vous sur votre ressentiment. L'importance de l'auto communication n'est pas dans les mots que vous utilisez, mais plutôt dans l'intention derrière les mots. Gardez une idée en tête d'accepter, de reconnaître, d'être reconnaissant et d'être patient. Faites cela pendant une minute ou deux et prenez conscience de ce qui se passe.
6. Persistez avec vos émotions pendant que l'intensité diminue progressivement.

7. Au début de la TCC, il est important de percevoir l'anxiété, la mauvaise humeur, la culpabilité et la colère pour s'entraîner autant que possible avec ses émotions. Cela vous aidera de deux façons. D'abord, cela vous aidera à avoir moins peur de vos émotions ; deuxièmement, il sera plus probable que vous soyez en mesure d'utiliser cette approche d'acceptation lorsque vous éprouvez des niveaux de détresse plus élevés.
8. Gardez à l'esprit que dans un état de détresse accrue les lobes frontaux - où la plupart de nos pensées logiques se génèrent - cessent de fonctionner imperceptiblement. Faire la même chose de façon répétitive quand vous n'êtes pas vraiment en état de détresse rendra plus probable l'accès et l'utilisation de cette approche automatiquement lorsque vous en avez vraiment besoin.

## Rumination et préoccupation - explication en utilisant le dialogue

THÉRAPEUTE TCC : La plupart des personnes qui ont des problèmes de santé mentale passeront une bonne partie de leur temps à ruminer ou à se préoccuper. Parce que ces processus ont tendance à maintenir des difficultés émotionnelles, il n'est pas rare qu'ils soient discutés durant les séances TCC.

La rumination est un processus de retournement de pensées négatives dans son esprit. La plupart des pensées ruminantes sont liées au soi et au passé. Certaines personnes suggèrent que la rumination est utile parce qu'elle peut aider à créer beaucoup de possibilités, et peut offrir des solutions lorsque nous sommes confrontés à des problèmes spécifiques. Cependant, la rumination ne fonctionne pas convenablement lorsque nous essayons d'analyser notre sortie d'une humeur sombre.

Un processus de rumination est maintenu en place par les questions que nous nous posons. Par exemple, nous pourrions demander : « Pourquoi cela continue-t-il de m'arriver ? » Ou « Qu'est-ce qui ne va pas chez moi ? » Les questions que nous nous posons donnent des réponses qui, à leur tour, peuvent nous amener à poser plus de questions. Rapidement, si ce processus continue sans interruption, nous pouvons finir par confirmer nos pires craintes ; par exemple, que nous sommes sans valeur, mauvais, inutiles, avons tort et ainsi de suite. L'ironie du processus c'est que, dans notre recherche de moyens à éviter les sentiments douloureux actuels ou à venir en ruminant, nous finissons par nous attarder sur le passé, et nous pouvons finir par nous sentir plus mal que jamais. Ce n'est pas plus différent qu'utiliser une pelle pour nous sortir d'un trou. Plus on creuse, plus la cavité sera profonde ! Le problème c'est que souvent nous oublions qu'il existe d'autres moyens pour résoudre nos problèmes, alors nous continuons à utiliser la même stratégie, même si nous connaissons que cela ne fonctionne pas.

PATIENT : Alors, quelle est la similarité ou la différence entre la préoccupation et la rumination ?

THÉRAPEUTE TCC : La préoccupation est similaire à la rumination, car c'est aussi un processus de barattage de la pensée. La principale différence c'est que la préoccupation est centrée sur l'avenir et capable de faire face aux résultats potentiels.

Lorsque les gens se préoccupent, ils pensent aux situations à venir et posent des questions telles que : « Que vais-je faire si cela m'arrive ? » « Quelle est la pire chose qui puisse arriver ? » ou « Et si cela arrive ? » Ils le font parce que selon eux, imaginer le pire des cas les aidera à affronter une situation particulière. Ils pensent qu'en anticipant, ils seront en sécurité. Ironiquement, cependant, tout comme la rumination, dans une tentative de parvenir à la certitude et profiter d'une sensation de sécurité, nous pouvons finir par être plus effrayé que jamais, et aussi éprouver des pensées intrusives et effrayantes.

PATIENT : Pensées intrusives ?

THÉRAPEUTE TCC : Une pensée intrusive est une pensée qui se fraye un chemin dans la conscience avec extrême urgence. Les pensées intrusives semblent souvent sortir de nulle part et apportent des niveaux de détresse émotionnelle élevés. Les pensées intrusives seules peuvent déclencher une anxiété accrue.

Avant d'expliquer pourquoi des pensées intrusives peuvent survenir, je veux proposer une simple analogie sur le fonctionnement de l'esprit pour nos lecteurs.

Premièrement, j'aimerais que nos lecteurs reconnaissent qu'ils ont un esprit conscient. Lorsque les gens utilisent leur esprit conscient, ils sont éveillés aux pensées, aux images ou aux sensations qu'ils éprouvent. Je voudrais que nous imaginions que l'esprit conscient est un peu comme un tableau blanc magique qui commence à effacer ce qui est écrit dessus après seulement quelques secondes. Parce que l'encre ou l'information exprimée à l'aide de l'encre disparaît rapidement, la seule façon de garder tout ce qui apparait sur ce tableau blanc est de l'écrire continuellement dessus. Lorsque de nouvelles informations sont écrites sur le tableau blanc, les informations qui étaient sur le tableau blanc disparaissent encore plus rapidement. Un autre point à noter c'est que la quantité d'informations qui peuvent être écrites sur le tableau blanc à un moment donné est limitée en raison de la petite taille du tableau blanc.

PATIENT : Donc vous dites que l'esprit est comme un tableau blanc ? Je ne suis pas sûr de comprendre.

THÉRAPEUTE TCC : Cela vous dérange si je le démontre avec vous ? Il est beaucoup plus facile de montrer à nos lecteurs comment cela fonctionne plutôt que de l'expliquer. Avant de commencer, je veux juste vous faire savoir que ce n'est pas un test. C'est juste un petit exercice pour que vous puissiez savoir combien d'information votre esprit peut retenir. Je vais commencer par vous demander de mémoriser cinq nombres et lettres aléatoires. Êtes -vous prêt ?

PATIENT : Oui.

THÉRAPEUTE TCC : 5A3KQ. L'avez-vous retenu ?

PATIENT : Oui. Je pense !

THÉRAPEUTE TCC : Très bien. Maintenant, je veux que vous mémoriser ces chiffres également 27KR1. Bien, pouvez-vous répéter ces chiffres ?

PATIENT : 27KR1.

THÉRAPEUTE TCC : Bien. Et les premiers chiffres ?

PATIENT : humm… [une grande pause] … 57… Q… je ne m'en souviens plus… je suis désolé

THÉRAPEUTE TCC : Ne soyez pas désolé. C'est exactement ce qui est censé arriver. C'est ainsi que fonctionne le mental. Nous avons simplement donné à votre tableau blanc interne une tâche impossible. Presque personne ne peut se souvenir de plus de neuf unités d'information présentées au hasard à moins d'utiliser des techniques de mémoire spécialisées, et je vous en ai donné dix. C'est pourquoi je dis que le tableau blanc est petit.

Je vais l'expliquer un peu plus. Un avantage du processus d'encre qui disparaît du tableau blanc est qu'il est constamment disponible pour une utilisation continue. En conséquence, d'énormes quantités d'informations peuvent être écrites sur le tableau blanc au cours de sa durée de vie. À bien des égards, il pourrait être suggéré que nous pourrions être reconnaissants que le tableau blanc perde l'accès à l'information si rapidement. Si ce n'était pas le cas, il deviendrait assez rapidement rempli d'informations et deviendrait inutilisable.

Prenant cette idée plus loin, j'aimerais que nous imaginions que les processus inconscients fonctionnent un peu comme un bâtiment dans lequel le tableau blanc est logé. En faveur de nos lecteurs, je vais juste expliquer que les processus inconscients sont des fonctions cérébrales que nous ignorons, ou des processus mentaux qui se poursuivent au fond de notre esprit.

PATIENT : Et quelle est la signification de l'association de l'esprit inconscient avec un bâtiment ?

THÉRAPEUTE TCC : Je dis que les processus inconscients sont comme un bâtiment parce que la quantité d'espace cérébral nécessaire pour la pensée inconsciente est absolument énorme par rapport à la quantité d'espace cérébral utilisée pour le tableau blanc. Le bâtiment est également en trois dimensions, contrairement au tableau blanc bidimensionnel, et il y a également plusieurs pièces et passages secrets.

PATIENT : Je comprends pourquoi c'est grand, mais que représente la disposition tridimensionnelle du bâtiment, avec plusieurs pièces et autres ?

THÉRAPEUTE TCC : Cela représente une idée que l'esprit inconscient peut penser à plusieurs niveaux différents en même temps. Il peut absorber l'information de notre environnement, prendre soin de toutes nos fonctions corporelles, planifier nos activités, soutenir notre communication et réfléchir aux problèmes que nous avons dans la vie sans que nous en soyons conscients. Il peut également utiliser des symboles, des images et des mots pour créer des idées et les relier d'une manière que nous aurions du mal à faire consciemment. Ce qu'il peut faire est vraiment incroyable ! Dans ce bâtiment, il y a aussi des classeurs remplis d'informations que nous croyions avoir oubliées, et il y a des tonnes de documents qui attendent d'être classés.

PATIENT : Que représentent les rames de papiers ?

THÉRAPEUTE TCC : Les rames de papier représentent des pensées que nous n'avons pas complètement traitées ou des idées sur lesquelles nous travaillons actuellement. Beaucoup de gens peuvent avoir plusieurs centaines, voire des milliers de brins de pensée différents sur lesquels ils travaillent à un moment donné. Les brins de pensée peuvent concerner des relations avec des personnes différentes, des passe-temps ou des intérêts, des projets de travail, des vacances et autres. L'information ne disparaît pas facilement de ce bâtiment, mais très souvent elle peut se perdre ou être mal classée.

PATIENT : Alors, comment elle se perd ou comment est-elle mal classée ?

THÉRAPEUTE TCC : Il y a tellement d'informations dans ce bâtiment ou dans l'esprit des gens qu'il leur est parfois difficile de trouver ce qu'ils cherchent. Plus il y a d'informations dans le bâtiment, plus il est difficile de trouver ce dont ils ont besoin.

Maintenant, imaginez que dans ce bâtiment il y a une bibliothécaire qui vous est très fidèle et qui essayera de trouver des réponses à tout ce que vous demanderez en utilisant le tableau blanc, même si cela signifie travailler toute la nuit. Parfois, la bibliothécaire trouve l'information rapidement, parfois cela peut prendre des jours, mais quand elle trouve des réponses aux questions posées sur le tableau blanc, elle y affiche la réponse dès qu'une espace devient disponible.

PATIENT : Je ne suis toujours pas sûr de bien comprendre cette analogie de bibliothécaire. Comment cela fonctionne avec de vrais problèmes ?

THÉRAPEUTE TCC : OK. Imaginons que vous marchiez un jour dans la rue et de l'autre côté il y a une fille dont vous reconnaissez le visage. Vous êtes immédiatement conscient que vous la connaissez, mais ce n'est pas là que vous la voyez habituellement. Vous vous demandez « d'où je la connais ? » à quelques reprises. Rien ne vient immédiatement à l'esprit et vous continuez à faire ce que vous faisiez avant. Vous pouvez même oublier que vous avez posé cette question, car elle disparaît de votre conscience et elle est remplacée par d'autres choses. Cependant, un peu plus tard, peut-être quelques heures, quelques jours ou parfois des semaines plus tard, une idée vous vient à l'esprit pour vous dire d'où vous connaissiez la personne que vous avez vue dans la rue. Comment pensez-vous que cela soit possible ?

PATIENT : Eh bien, je suppose que la bibliothécaire n'avait pas oublié ma question. Peut-être qu'elle passait à travers les classeurs à la recherche d'une réponse ou peut-être qu'elle attendait que j'aille quelque part et se souvienne soudainement.

THÉRAPEUTE TCC : C'est ce que je vous dis. Dès qu'une opportunité s'est présentée et qu'il y avait de l'espace disponible sur le tableau blanc, la bibliothécaire a affiché l'information. Une règle empirique utile consisterait donc à supposer que lorsque nous posons une question à notre cerveau, il continuera à travailler sur les questions qui lui sont posées même si nous avons peut-être consciemment oublié de les avoir posés. Habituellement, la petite bibliothécaire met des pensées ou des informations dans une file d'attente pour entrer dans la conscience. À cet égard, les réponses aux questions que vous avez posées vous attendront patiemment lorsque vous aurez de la place ou lorsque l'esprit n'est pas occupé par autre chose.

PATIENT : Est-ce pour c'est pour cette raison là que tant de pensées me traversent la tête la nuit quand je veux aller me coucher ?

THÉRAPEUTE TCC : Exactement. Vous aurez accès à ces pensées la nuit parce que votre esprit n'est pas concentré sur d'autres choses.

PATIENT : Qu'en est-il d'autres pensées que vous avez évoquées plus tôt ? Je pense que vous avez dit qu'elles étaient intrusives. J'en avais beaucoup.

THÉRAPEUTE TCC : Les pensées intrusives sont différentes des pensées typiques des patients que nous avons évoquées. Elles ne sont pas dissemblables à la bibliothécaire qui envoie une lettre recommandée. Les pensées intrusives sont transmises à la conscience en priorité, écartant toute autre information. Ces pensées peuvent apparaît, lorsque vous discutez avec quelqu'un. Par exemple, si vous êtes socialement anxieux, une image bizarre de vous-même pourrait soudainement être poussée dans votre esprit. Les pensées intrusives sont envoyées avec des degrés élevés d'importance et vous les remarquerez à la suite de l'intensité émotionnelle qui les accompagne.

PATIENT : Alors d'où viennent-elles ?

THÉRAPEUTE TCC : Il peut y avoir plusieurs facteurs responsables de la création de pensées intrusives. Une façon de les générer est de s'inquiéter ou de poser de questions du type « Et si ? ». Ce type de processus de questionnement semble certainement augmenter la probabilité que des pensées intrusives soient poussées dans la conscience. Il est important de reconnaître que lorsque nous recevons des messages de pensée intrusive, ce ne sont pas des « preuves » de quoi que ce soit. Bien que les pensées intrusives mettent mal à l'aise, parce qu'elles apportent la peur, elles ne rendent pas ces pensées plus réelles que d'autres pensées qui surgissent dans votre esprit.

Je pense que la meilleure façon d'expliquer cela est de parler d'un jeune homme avec qui j'ai travaillé il y a un petit moment. Gregory était un grand anxieux. Il passait souvent par un processus d'angoisse, posant des questions du type « Et si ? » Et son cerveau lui renvoyait habituellement les pires choses qui pouvaient arriver, ou ce qui pouvait mal tourner. Ses intentions de s'inquiéter étaient positives, car il estimait que ce type de processus d'interrogatoire pouvait le protéger. Il pensait que s'il anticipait les types de problèmes qui pourraient survenir, il pourrait être préparé pour les affronter. Avant d'aller au cinéma avec des amis, Gregory se demandait ce qui pouvait mal tourner. Son esprit obéissant lui envoyait habituellement des réponses. Un type de réponse généré et envoyé à sa conscience était qu'il pourrait se retrouver au milieu d'un siège ; paniqué, avec tout le monde autour de lui, et il se sentirait humilié.

PATIENT : Je pense que la plupart des gens seraient anxieux à ce sujet, n'est-ce pas ?

THÉRAPEUTE TCC : Ils pourraient l'être s'ils s'inquiétaient beaucoup de ce que les gens pensaient d'eux. Mais rappelez-vous, rien n'était réellement arrivé à ce stade. Tout était dans son esprit. Mais, sur la base des idées que lui donnait son esprit, Gregory décida d'agir et de s'asseoir à l'arrière, près d'un siège de l'allée centrale, afin de pouvoir sortir rapidement si nécessaire. Gregory a alors commencé à penser à comment il pourrait se positionner dans un siège côté couloir. Il pensait que s'il pouvait entrer en premier dans son groupe d'amis, il pourrait se tenir près d'un siège dans l'allée et faire signe aux autres de passer devant lui. Son idée est venue avec une autre idée, comme si quelqu'un avait mis en doute son besoin de s'asseoir dans un siège côté couloir, il dirait qu'il avait mal au ventre et pourrait avoir besoin d'aller aux toilettes. Il avait aussi pensé à téléphoner à ses amis à la dernière minute et leur dire qu'il ne pouvait pas venir. L'intensité d'inquiétude que Gregory a vécue avant d'aller au cinéma a fait de tout le processus d'aller au cinéma une expérience difficile plutôt qu'une expérience agréable. L'esprit de Gregory lui rappelait aussi à quel point il était étrange de s'engager dans ce genre de comportement, et ses amis ne penseraient jamais qu'il était comme ça.

PATIENT : Alors que lui est arrivé ?

THÉRAPEUTE TCC : Un grand risque pour Gregory était de décider de ne pas poser des questions du type « Et si » ? Une grande partie de Gregory pensait que ; poser ces questions le préparait, le sécurisait et le rendait moins vulnérable. Reconnaissant que toutes les pensées qui venaient à la conscience soient simplement des propositions envoyées par l'esprit et non des idées soutenues par des preuves ; a fait une différence significative à Gregory. Gregory a appris à prendre du recul et à observer ses pensées, et à reconnaître que toute pensée qui est entrée dans la conscience n'était qu'une suggestion. Juste, parce qu'il avait une pensée ne signifiait pas qu'elle devait être reçue. En tant que tel, apprendre à remarquer ses pensées a fait une différence significative pour lui.

L'esprit de beaucoup de gens arrive avec toutes sortes d'idées négatives quand ils s'inquiètent. Dans le cas de Gregory, s'inquiéter pour lui était de perdre le contrôle, étant considéré par les autres comme faible, et anormal. J'ai dessiné un diagramme sur mon tableau au bureau pour Gregory. J'ai copié ceci sur la page suivante. C'est le même schéma que j'ai mentionné plus tôt, le cycle générique de la TCC.

Le cycle générique de la TCC peut nous être très utile pour expliquer ce qui arrivait à Gregory. Gregory se livrait à de nombreux comportements d'évitement qui tendaient à confirmer davantage ses pensées basées sur la peur. En adoptant des comportements d'évitements, Gregory n'a pas recueilli des preuves alternatives qui remettaient en cause ses craintes.

L'exemple ci-dessous montre comment les interactions entre les pensées, les émotions et les comportements ont tendance à conserver les problèmes. Dans ce cas, interférer avec les processus d'inquiétude de Gregory lui a permis d'avoir moins de pensées effrayantes, ce qui a conduit à une réduction de sa tendance à vouloir éviter les situations.

## L’exemple de Gregory

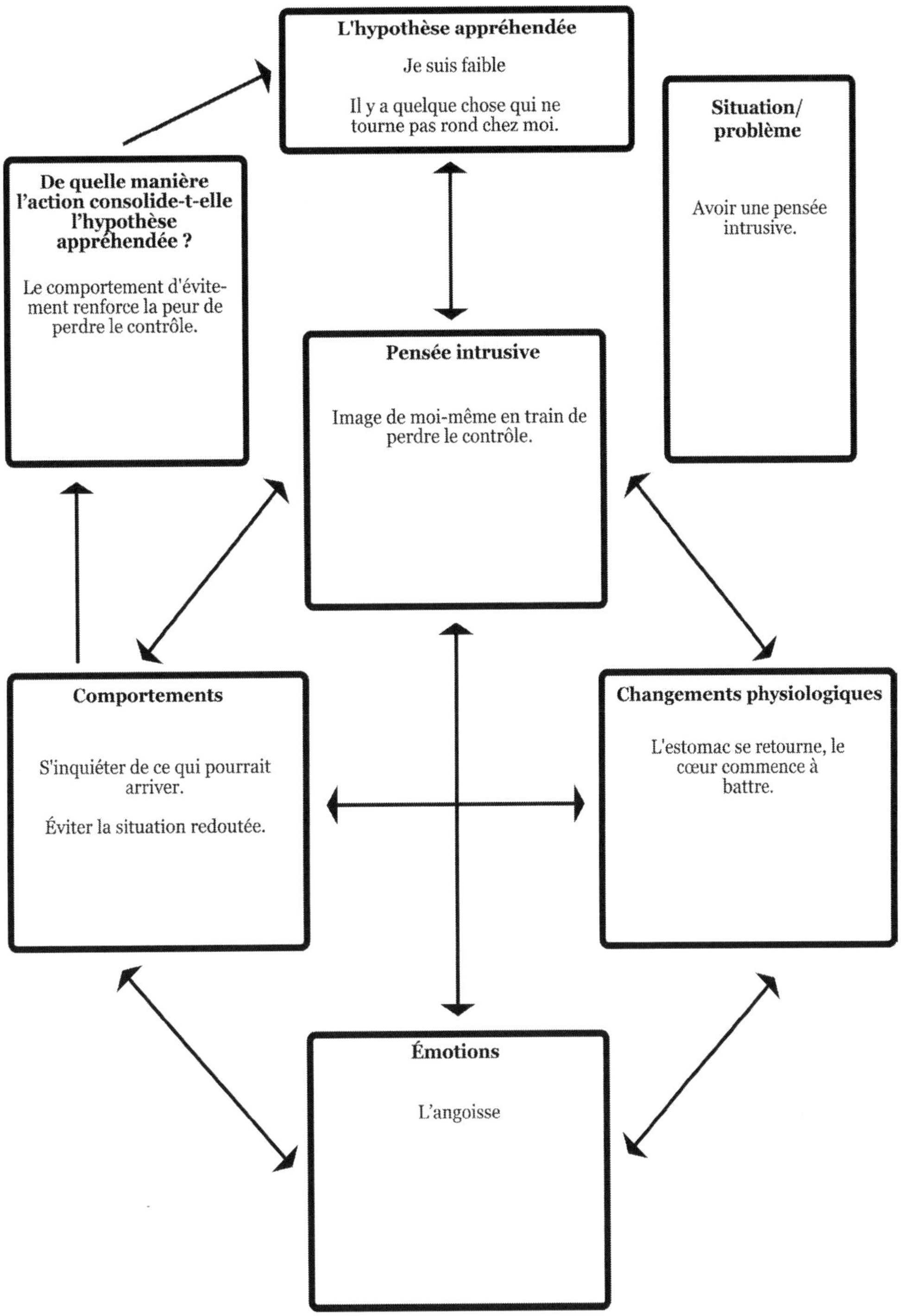

## Exemples de comportement sécurisant dans la dépression

- Dire « oui » à toutes les demandes
- Rechercher l'approbation des autres
- Se comparer aux autres
- Se retirer émotionnellement
- Cacher les sentiments
- Abréger les conversations
- Refuser les invitations
- Éviter la confrontation
- Utiliser des drogues ou de l'alcool pour affronter
- Ignorer les émotions
- Diminuer les activités, si elles ne sont pas arrêtées à 100%
- Éviter les conversations liées aux émotions

## Exemples de comportement sécurisant dans l'anxiété sociale

- Utiliser du diazépam, un médicament qui modifie le fonctionnement des neurotransmetteurs pour produire un effet calmant, ou les bêtabloquants avant les événements sociaux, par exemple, les réunions d'affaires.
- Apporter une provision de diazépam au cas où.
- Boire de l'alcool avant de sortir pour se détendre.
- Éviter les situations où l'anxiété sociale a eu lieu dans le passé ou où elle pourrait survenir à l'avenir.
- Aller aux toilettes avant de sortir (si la peur est liée à la perte de contrôle des intestins ou au fait que les autres puissent nous entendre).
- Être accompagné d'une personne de confiance aux événements sociaux.
- Porter une bouteille d'eau pour éviter d'avoir la gorge sèche.
- S'asseoir près d'une sortie pour pouvoir s'en aller sans être remarqué.
- S'accrocher ou s'appuyer sur un support pour dissimuler le tremblement.
- Porter des vêtements légers, se ventiler ou se tenir près d'une fenêtre ou d'une porte pour éviter une surchauffe. Sinon, porter plus de vêtements pour dissimuler la transpiration.
- Avoir des mouchoirs à disposition pour essuyer les mains afin de cacher les mains moites.
- Utiliser une couche de maquillage épaisse pour éviter que les autres remarquent le rougissement ou couvrir le visage avec les cheveux.
- Boire d'une bouteille plutôt que d'un verre pour éviter que les autres ne remarquent les mains qui tremblent.
- Avoir des histoires toutes prêtes afin de faire semblant d'être socialement apte et d'avoir quelque chose d'intéressant à raconter.
- Se concentrer sur soi-même pour évaluer la performance sociale.
- Éviter les conversations avec les gens.
- Rester dans un coin pour garder profil bas.
- Garder les conversations aussi courtes que possible pour éviter de révéler tout ce qui pourrait être auto-incriminant.
- Se concentrer sur l'apparence.
- Essayer de contrôler l'expression du visage en se concentrant sur le visage.

## Exemples de comportement sécurisant dans l'anxiété sociale

- Éviter le contact visuel avec les autres.
- Répéter mentalement ce qui est dit avant qu'il ne soit dit.
- Avoir des excuses pré planifiées et prêts pour justifier votre départ.

## Exemples de comportements sécurisants lors des attaques de panique

- Utiliser du diazépam, ou les bêtabloquants avant les événements sociaux, par exemple, l'utilisation du transport publique, les réunions d'affaires.
- Apporter une provision de diazépam au cas où.
- Ne pas bouger trop vite par peur de l'augmentation de la fréquence cardiaque.
- Boire de l'alcool avant de sortir pour se détendre.
- Éviter les situations où vous avez eu des crises de panique dans le passé où les endroits où elles peuvent survenir à l'avenir.
- Ne pas manger avant de sortir (si vous avez peur de vomir).
- Aller aux toilettes avant de sortir (si la peur est liée à la perte de contrôle des intestins).
- Être accompagné d'une personne de confiance dans les endroits potentiels où la panique peut survenir.
- S'asseoir près d'une sortie dans des endroits publics.
- S'accrocher ou s'appuyer sur un support.
- Retenir son souffle, garder un œil sur les émotions.
- Se ventiler pour empêcher la surchauffe.
- Se distraire ; par exemple, regarder la télévision.
- Porter un sac en papier brun pour inspirer et expirer.
- Porter une bouteille d'eau pour éviter d'avoir la gorge sèche Transporter un sac en plastique si la peur est liée au vomissement.

## Exemples de comportements sécurisants liés à l'anxiété à l'égard de la santé, surveillez tous les symptômes inhabituels dans le corps.

- Chercher du réconfort.
- Prendre RDV avec un médecin ou bien éviter les médecins complètement.
- Aller sur internet pour faire des recherches.
- Remplir les questionnaires sur l'état de santé en ligne pour faire un autodiagnostic.
- Observer le corps.
- Remplir les questionnaires pour faire un diagnostic corporel.
- Se préoccuper de l'aptitude à affronter diverses pathologies physiques.
- Solliciter des tests médicaux réitérés auprès du médecin ou éviter les médecins complètement.
- Solliciter des tests médicaux pour écarter des pathologies.
- Contrôler le régime alimentaire.

## Exemples de comportements sécurisants liés au TOC

- Éviter les situations ou les gens qui peuvent déclencher des pensées intrusives.
- Rebrousser le chemin.
- Retourner et vérifier les choses qui sont source de doutes.
- Pratiquer un comportement ritualisé, par exemple, toucher du bois.
- Faire des calculs mentaux, par exemple, les tables pour se distraire des émotions.
- Repousser les pensées intrusives.
- Faire les activités à un certain nombre de reprises.
- Faire les activités d'un ordre particulier.
- Porter du maquillage ou des bijoux spécifiques.
- Porter des articles spécifiques.
- Vérifier et revérifier que vous n'avez rien oublié.
- Rechercher du réconfort pour les autres.
- Rester autour des gens de confiance.
- Nettoyer les choses pour éviter la contamination.
- S'accrocher à des objets ou accumuler des choses.

## Exemples de comportements sécurisants dans les situations d'anxiété phobique et post-traumatique

- Éviter des objets ou des endroits spécifiques. Ceci peut être lié à quelque chose d'effrayant qui est survenu dans le passé.
- Éviter certains types de transports.
- Prendre des routes spécifiques lors des voyages.
- Éviter certains goûts, odeurs, sensations ou émotions qui pourraient provoquer de l'angoisse.
- Solliciter du réconfort ou demander aux autres de vérifier les choses pour vous.
- Visiter des endroits avec des gens de confiance.
- Éviter de regarder certains sujets à la télévision.
- Essayer de contrôler les autres lorsque vous vous sentez en situation périlleuse. Par exemple donner des conseils au chauffeur sur la conduite sécurisée, sur les points nécessitants de l'attention et ainsi de suite.

## Expériences comportementales potentielles liées à l'anxiété sociale

| COMPORTEMENTS SÉCURISANTS | NOUVEAU COMPORTEMENT ALTERNATIF |
|---|---|
| Aller aux toilettes avant de sortir (lié à la peur d'utiliser des toilettes et que les autres puissent entendre l'utilisation des toilettes). Ne pas être capable d'uriner dans un urinoir. | Utiliser une toilette dans un bâtiment public. Utiliser les toilettes en présence des autres. Si vous êtes un homme, urinez dans un urinoir en présence d'autres hommes. Si vous ne pouvez pas uriner, attendre le temps nécessaire. |
| Avoir quelqu'un avec vous lors des évènements sociaux. | Aller à un événement social non accompagné. |
| Apporter une bouteille d'eau (pour ne pas avoir la gorge sèche).. | Laisser la bouteille d'eau à la maison. Ne rien faire de la gorge sèche. |
| Boire de l'alcool avant de sortir pour se détendre. | Aller aux événements sociaux dans un état de sobriété. |
| S'accrocher ou s'appuyer sur un support pour dissimuler le tremblement ou le frissonnement. | Laisser les mains trembler. Laisser les autres voir. Utiliser un objectif externe pour évaluer ce qui se passe réellement. |
| S'asseoir près d'une sortie, de manière à échapper à l'attention. | S'asseoir dans une zone centrale où traverser les gens pour quitter l'endroit sera inévitable. |
| Porter des vêtements légers, se ventiler ou se tenir près d'une fenêtre ou d'une porte pour éviter une surchauffe. Sinon, porter plus de vêtements pour dissimuler la transpiration. | Porter des vêtements normaux et se tenir dans une partie chaleureuse de la pièce. Utiliser un objectif externe pour évaluer ce qui se passe réellement. |
| Avoir des mouchoirs à disposition pour essuyer les mains afin de cacher les mains moites. | Serrer les mains de quelqu'un sans vous essuyer les mains d'abord avec des mouchoirs. |
| Utiliser une couche de maquillage épaisse pour éviter que les autres remarquent le rougissement ou couvrir le visage avec les cheveux. | Utiliser moins de maquillage. Permettre le rougissement. Permettre l'expérience de rougissement à maintes reprises. |
| Boire d'une bouteille plutôt que d'un verre pour éviter que les autres ne remarquent que le tremblement des mains qui tremblent. | Boire à partir d'un verre. Si les mains tremblent, laissez-les trembler. Se concentrer de façon externe pour évaluer ce qui se passe réellement. |
| Avoir des histoires toutes prêtes afin de faire semblant d'être socialement apte et d'avoir quelque chose d'intéressant à raconter. | Passer par un événement social sans raconter des histoires ou faire une mise en scène. Pratiquer plutôt l'écoute active, en utilisant un objectif externe. |
| Se concentrer sur soi pour évaluer la performance sociale. | Se concentrer sur les autres. Être vraiment curieux et intéressé par ce que les autres pensent et comment ils se comportent. |
| Éviter les conversations avec les gens. | Commencer une conversation avec une nouvelle personne. Se présenter à eux, en leur donnant votre prénom. |

## Expériences comportementales potentielles liées à l'anxiété sociale

| COMPORTEMENTS SÉCURISANTS | NOUVEAU COMPORTEMENT ALTERNATIF |
|---|---|
| Garder les conversations aussi brèves que possible pour éviter de révéler tout ce qui pourrait être auto-incriminant. | Partager des informations sur soi de façon inhabituelle. Évaluer les réactions des autres. |
| Se concentrer sur l'apparence. | Se concentrer sur ce qu'on aime dans l'apparence des autres. |
| Essayer de contrôler l'expression du visage en se concentrant sur le visage. | Se concentrer sur l'extérieur et donner la permission au visage de faire ce qu'il veut. |
| Éviter le contact visuel avec les autres. | Améliorer le contact visuel avec les autres. |
| Répéter mentalement ce qui est doit être dit avant qu'il ne soit doit. | Parler sans réfléchir et évaluer ce qui se passe réellement. |
| Avoir des excuses préplanifiées et prêtes pour justifier votre départ. | Aller aux événements sans préplanification. |

## Expériences comportementales potentielles pour l'anxiété ou les attaques de panique

| COMPORTEMENTS SÉCURISANTS | NOUVEAU COMPORTEMENT ALTERNATIF |
|---|---|
| Apporter une quantité de diazépam partout. | Laisser le diazépam dans la voiture lors des visites aux magasins. |
| Ne pas bouger trop vite par peur de l'élévation de la fréquence cardiaque. | Augmenter le rythme cardiaque et observer ce qui se passe réellement. |
| Boire de l'alcool avant de sortir se détendre. | Boire de l'alcool après votre sortie. |
| Éviter les situations où vous avez eu des crises de panique dans le passé. | S'approcher graduellement des situations où des crises de panique se sont produites avant. |
| Ne pas manger avant de sortir (si vous avez peur de vomir). | Manger léger avant de sortir. |
| Aller aux toilettes avant de sortir (si la peur est liée à la perte de contrôle des intestins). | Arrêter d'aller aux toilettes avant de sortir, sauf s'il y a vraiment le besoin d'y aller. |
| Être accompagné d'une personne de confiance. | Sortir sans accompagnant pendant un petit moment et voir comment ça se passe. |
| Porter un sac en papier brun pour inspirer et expirer. | Laisser le sac en papier brun à la maison. |
| Porter une bouteille d'eau pour éviter d'avoir la gorge sèche. | S'hydrater avec de l'eau avant de sortir. |
| Transporter un sac en plastique si la peur est liée au vomissement. | Laisser le sac en plastique à la maison pour une plus longue période. |
| S'asseoir près d'une sortie. | Progressivement, s'asseoir de plus en plus loin d'une sortie. |
| S'accrocher ou s'appuyer sur un support. | Faire confiance à la capacité du corps à garder l'équilibre sans avoir besoin d'un soutien. |
| Retenir son souffle. | Se concentrer sur la respiration. |
| Surveiller l'anxiété. | Se concentrer sur l'aspect externe. |
| Se ventiler pour empêcher le surchauffe. | Permettre à votre corps de se réchauffer autant qu'il veut. |
| Se distraire pour éviter de remarquer les émotions.. | Se concentrer sur l'émotion, la garder et l'emporter avec soi. |

## Expériences comportementales potentielles liées à l'anxiété de la santé

| COMPORTEMENTS SÉCURISANTS | NOUVEAU COMPORTEMENT ALTERNATIF |
|---|---|
| Surveiller tous les symptômes inhabituels dans le corps. | Se concentrer sur l'aspect externe. |
| Chercher du réconfort auprès des proches. | Résister à l'envie de chercher du réconfort. |
| Prendre RDV avec un médecin. | Limiter les RDV avec le médecin. Prendre RDV aussi longtemps à l'avance que possible. |
| Aller sur internet pour compléter la recherche. | Limiter les recherches internet ou retarder les. |
| Remplir les questionnaires en ligne sur l'état de santé pour faire un autodiagnostic. | Regarder plutôt la télé ou lire un livre. |
| S'inquiéter concernant l'aptitude à affronter diverses pathologies. | Decide to deal with eventualities if or when they happen. |
| Solliciter des tests médicaux réitérés auprès du médecin. | limiter les tests à des intervalles raisonnables convenus avec votre médecin. |
| Solliciter des tests médicaux pour écarter des pathologies lorsqu'il n'y a aucun symptôme. | Attendre les symptômes avant de solliciter un test médical. |
| Éviter les médecins complètement. | Contacter mon médecin si je me sens malade. |

## Les expériences comportementales potentielles liées au TOC

| COMPORTEMENTS SÉCURISANTS | NOUVEAU COMPORTEMENT ALTERNATIF |
|---|---|
| Éviter la situation ou les gens qui peuvent déclencher des pensées intrusives. | Faire des activités quotidiennes. Ne pas éviter les gens ou les endroits que vous croisez. |
| Rebrousser le chemin. | Retarder le retour sur les pas. |
| Retourner et vérifier les choses qui sont source de doutes. | Si déjà vérifié une fois, pas besoin de revérifier. |
| Pratiquer un comportement ritualisé, par exemple, toucher du bois. | Retarder le comportement ritualisé et attendre que l'envie se calme. |
| Faire des calculs mentaux dans la tête pour se distraire des émotions. | Mettre 100% d'attention dans les émotions. |
| Repousser les pensées intrusives si vous croyez que le fait d'y penser les rendra vraies. | Reconnaitre les pensées intrusives. Laissez-les venir et partir à leur façon. |
| Refaire les activités à un certain nombre de fois. | Réduire le nombre de fois que vous faites des activités. |
| Faire les activités dans un ordre particulier. | Changer l'ordre des choses volontairement. |
| Porter du maquillage ou des bijoux spécifiques. | Changer le maquillage ou les bijoux. |
| Porter des articles spécifiques. | Quitter les objets progressivement pendant des périodes plus longues. |
| Vérifier et revérifier que vous n'avez rien oublié. | Vérifier une fois avant de partir. |
| Rechercher du réconfort auprès des autres. | Diminuer le besoin d'être rassuré. |
| Motiver les autres à pratiquer des vérifications ou des rituels. | Si vous avez besoin d'entreprendre un comportement de vérification, faites-le vous-même. Demander à la famille de ne pas vous aider avec les comportements obsessionnels. |
| Rester autour des gens de confiance. | Passer du temps loin des personnes de confiance. |
| Nettoyer les choses pour éviter la contamination. | Réduire l'activité de nettoyage. Retarder le nettoyage. |
| S'accrocher à des objets ou accumuler des objets. | Jeter progressivement les objets dont vous n'avez plus besoin. Jeter au moins un objet d'encombrement par jour. |

## Expériences comportementales potentielles liées à l'anxiété phobique

| COMPORTEMENTS SÉCURISANTS | NOUVEAU COMPORTEMENT ALTERNATIF |
|---|---|
| Éviter des objets ou des endroits spécifiques. | S'exposer progressivement aux certains objets et endroits. |
| Éviter certains types de transports. | Approcher le transport progressivement. Par exemple, monter dans un train immobile. Monter et descendre. Progresser vers l'idée d'effectuer un petit trajet. |
| Prendre des routes spécifiques pour éviter certains endroits comme les ponts ou les autoroutes. | Changer de route pour approcher les choses appréhendées. Par exemple, effectuer un petit voyage sur une autoroute calme, ou traverser un pont calme. |
| Éviter certains goûts, odeurs, sensations ou émotions qui pourraient provoquer de l'angoisse. | Progressivement apprendre à tolérer certaines expériences physiques ou sensorielles. |
| Solliciter du réconfort ou demander aux autres de vérifier les choses pour vous. | Évitez de solliciter du réconfort et si vous devez vérifier quelque chose faites-le vous-même. |
| Éviter de regarder certains sujets appréhendés à la télévision. | Regarder des programmes liés à certains sujets appréhendés. Faites de la place aux sentiments quand vous faites cela. |
| Essayer de contrôler les autres. Par exemple, si vous avez peur de voyager, essayer de donner des conseils au chauffeur sur la conduite sécurisée. | Laisser les autres conduire. |

# Les références

Arnsten, A., Raskind, M., Taylor, F. & Connor, D. (2015) The effects of stress exposure on prefrontal cortex: Translating basic research into successful treatments for post-traumatic stress disorder. Neurobiology of Stress, pp. 89–99.

Bandura, A. (1977) Social Learning Theory. Prentice-Hall.

Beck, J. (2011) Cognitive Behavior Therapy: Second Edition – Basics and Beyond. The Guildford Press.

Butler, G. (2009). Overcoming Social Anxiety & Shyness. Robinson

Cabral, R. & Nardi E. (2012) Anxiety and inhibition of panic attacks within translational and prospective research contexts. Trends in Psychiatry.

Clark, D.M. (1986) A cognitive approach to panic. Behaviour Research and Therapy, 24: 461–470.

Clark, D.M. & Wells, A. (1995) A cognitive model of social phobia. In Social Phobia – Diagnosis, Assessment, and Treatment (eds. R.G. Heimberg, M.R. Liebowitz, D. Hope et al.), pp. 69–93. New York: Guilford.

Debiec, J. & Sullivan, R. (2014) Intergenerational transmission of emotional trauma through amygdala-dependent mother-to-infant transfer of specific fear. Proceedings of the National Academy of Sciences, DOI: 10.1073/pnas.1316740111

Golman, D. (1996) Emotional Intelligence: Why It Can Matter More Than IQ. Bloomsbury.

Greenberger, D. & Padesky, C. (1995) Mind Over Mood: Change How You Feel by Changing the Way That You Think. Guildford Press.

Guzmán, Y., Tronson, N., Jovasevic, K., Sato, K., Guedea, A., Mizukami, H., Nishimori, K. & Radulovic. J. (2013) Fear-enhancing effects of septal oxytocin receptors. Nature Neuroscience,DOI: 10.1038/nn.3465.

Kennerley, H. (2009) Overcoming Anxiety: A Self-Help Guide Using Cognitive Behavioural Techniques. Robinson.

Kinman, G. & Grant, L. (2010) Exploring stress resilience in trainee social workers: The role of emotional and social competencies. British Journal of Social Work, 10.1093/bjsw/bcq088.

Krusemark, E. & Li, W. (2012) Enhanced olfactory sensory perception of threat in anxiety: An event-related fMRI study. Chemosensory Perception, 5(1): 37 DOI: 10.1007/s12078-011-9111-7.

LeDoux, J.E., Iwata, J., Cicchetti, P., Reis, D.J. (1988) Different projections of the central amygdaloid nucleus mediate autonomic and behavioral correlates of conditioned fear. Journal of Neuroscience, Jul;8(7): 2517–29.

Logue, M.W., Bauver, S.R., Kremen, W.S., Franz, C.E., Eisen, S.A., Tsuang, M.T., Grant, M.D. & Lyons, M.J. (2011) Evidence of overlapping genetic diathesis of panic attacks and gastrointestinal disorders in a sample of male twin pairs. Twin Research and Human Genetics, Feb; 14(1): 16–24. doi: 10.1375/twin.14.1.16.

McIlrath, D. & Huitt, W. The teaching-learning process: A discussion of models. Educational Psychology Interactive. Valdosta, GA: Valdosta State University. Retrieved 2016 from http://www.edpsycinteractive.org/papers/modeltch.html.

Moorey, S. (2010) The six cycles maintenance model: Growing a 'vicious flower' for depression. Behaviour and Cognitive Psychotherapy, Mar; 38(2): 173–84. Moulding, R., Coles, M.E., Abramowitz, J.S., Alcolado, G.M., Alonso, P., Belloch, A., Bouvard, M., Clark, D.A., Doron, G., Fernández-Álvarez, H., García-Soriano, G., Ghisi, M., Gómez, B., Inozu, M., Radomsky, A.S., Shams, G., Sica, C., Simos, G. & Wong, W. (2014) Part 2. They scare because we care: the relationship between obsessive intrusive thoughts and appraisals and control strategies across 15 cities. Journal of Obsessive-Compulsive and Related Disorders, 3(3): 280–291.

Rachman, S., Coughtrey, S.R. & Radomsky, A. (2015) The Oxford Guide to the Treatment of Mental Contamination. The Oxford University Press.

Seger, C.A. (2011) A critical review of habit learning and the basal ganglia. Frontiers in Systems Neuroscience, Aug 30; 5:66.

Teachman, B., Marker, C. & Clerkin, E. (2010) Catastrophic misinterpretations as a predictor of symptom change during treatment for panic disorder. Journal of Consulting and Clinical Psychology, 78(6): 964–973.

Veale, D. & Wilson, R. (2005) Overcoming Obsessive Compulsive Disorder: A Self-help Guide using Cognitive Behavioral Techniques. Constable & Robinson Ltd.

Wells, A. (1997) Cognitive Therapy of Anxiety Disorders: A Practice Manual and Conceptual Guide. Wiley.

Wilson, R. & Veale, D. (2009) Overcoming Health Anxiety. Robinson.

# Glossaire

Chercheurs : Les chercheurs passent beaucoup de temps à étudier ou à faire des recherches sur des sujets spécialisés auprès des institutions comme les universités.

La respiration abdominale : Un processus de respiration qui comprend la décontraction de l'abdomen et l'inhalation d'air au fond des poumons.

Amygdale : Région restreinte du tissu cérébral dans le système limbique responsable pour l'activation des réactions « lutte ou fuite » du corps.

Anxiété : Une émotion qui est ressentie lorsque le corps se déplace dans un état préparé pour faire face à une menace potentielle.

Réponses automatiques : Les réponses qui surviennent automatiquement / en dehors de la conscience.

Stratégies comportementales : Faire un ajustement à votre comportement et surveiller l'impact des changements qui en résultent.

Catastrophisme : Une pensée effrayante et exagérée liée à l'amplification des stimuli perçus.

Catécholamines : Messagers chimiques utilisés par les cellules pour communiquer entre eux.

Distorsions cognitives : Des modèles de pensée qui déforment la perception de la réalité.

Interventions cognitives : Stratégies basées sur l'évolution des réactions mentales.

Les stratégies d'adaptation : Des stratégies qui ont contribué à réduire la détresse.

Convictions : Des croyances fortement ancrées sur soi.

Contre-intuitif : Des idées sur lesquelles nous ne nous dirigerions pas naturellement.

Réponse par défaut : Une réponse automatique basée sur les expériences précédentes et le conditionnement passé.

Résensibilisation : Être capable de tolérer un sentiment progressivement en restant dans une situation jusqu'à ce que le sentiment soit plus supportable.

Diazépam : Un médicament souvent prescrit comme relaxant musculaire.

Dissociation : Un état mental et physique où un individu ressent une perte de lien avec son corps.

Distraction : Un processus que les individus utilisent pour éviter d'éprouver des émotions douloureuses.

Point de référence émotionnel : Un mécanisme utilisé par les bébés qui se tournent vers les soignants pour déterminer comment ils pourraient réagir à un niveau émotionnel.

Empiriques : Un processus d'expérience à travers les sens.

Cible externe : Placer son attention sur son environnement externe.

Comportements habituels : Comportements que nous sommes enclins à utiliser parce que nous les avons beaucoup utilisés auparavant.

Holistique : Processus multiples liés ensemble et travaillant en parallèle.

Hyperventilation : Un processus de respiration rapide et superficielle où un individu expire trop de dioxyde de carbone.

Hypothèse : Une idée basée sur la théorie scientifique.

Incidents traumatiques : Les événements qui sont survenus dans le passé lié aux émotions très pénibles.

Pensées intrusives : Les pensées qui entrent dans la conscience sans y être invitées. Ces pensées sont généralement accompagnées d'une émotion accrue.

Pleine conscience : Un processus de rester dans le moment présent, ramenant la conscience au présent, et délibérément éloignant des pensées sur le passé ou le futur.

Régulation de l'humeur : Une capacité à avoir une certaine gestion de ses sentiments.

Pensées automatiques négatives : Pensées au fond de l'esprit qui ont le potentiel de rendre les individus en état de détresse émotionnelle.

Renforcement négatif : Un processus de comportement répété dans lequel l'émotion négative est réduite conduisant à une plus grande probabilité du même comportement ultérieur.

Mémoire non traitée : Une expérience que l'esprit n'a pas complètement traitée.

Méthodes cognitives : Les moyens d'expliquer comment la détresse psychologique est entretenue.

Néocortex : Zone hautement développée de l'esprit, responsable de la pensée logique, rationnelle et analytique.

Réponse phobique : Une réponse automatique associée à une anxiété accrue, reliée à un déclencheur ou un signal spécifique.

Plasticité : La capacité du cerveau à se restaurer et à croître au fur et à mesure qu'il est utilisé.

Cortex préfrontal : Une zone du cerveau qui agit comme un relais entre les régions sous-corticales du cerveau et le néocortex. Il est également responsable e l'atténuation des réactions émotionnelles et pour calmer l'esprit.

Thérapeutes agréés : Les thérapeutes agréés sont membres d'organismes professionnels. Les organismes professionnels sont des organisations qui vérifient leurs thérapeutes pour s'assurer qu'ils ont la formation nécessaire pour faire leur travail correctement.

Rumination : Un processus cognitif qui imlique le brasage des pensées reliées à soi dans le passé, de façon répétitive.

Comportements sécurisants : Comportements utilisés pour réduire la détresse émotionnelle à court terme.

Prophétie auto réalisatrice : Quand quelque chose se produit malgré vos meilleures tentatives pour l'empêcher.

Auto perpétuant : Une situation qui est maintenue grâce à ses propres actions.

Sérotonine : Un messager sérotonine chimique joue un rôle énorme dans le fonctionnement physique et mental du corps.

Régions sous-corticales : Zones cérébrales situées dans la moitié inférieure du cerveau.

Répression des émotions : Un acte de repousser des sentiments douloureux ou bouleversants.

Réponse conditionnée : Une réponse qui survient automatiquement à la suite d'actions répétées vers des stimuli particuliers.

Centre de perception de la menace : Une zone dans le cerveau responsable pour remarquer des stimuli associés à la peur ou au traumatisme du passé.

Traumatisme vicariant : Lorsque les gens développent des réponses traumatiques à la suite de l'observation de réactions émotionnelles intenses d'autrui.

# Médicaments courants

Alprazolam : Une benzodiazépine prescrite pour la panique, l'anxiété généralisée, les phobies, l'anxiété sociale, le TOC

Amitriptyline : Un antidépresseur tricyclique

Atenolol : Un bêtabloquant prescrit pour l'anxiété

Buspirone : Un tranquillisant doux prescrit pour l'anxiété généralisée, le TOC et la panique

Chlordiazépoxide : Une benzodiazépine prescrite pour l'anxiété généralisée, les phobies

Citalopram : Un inhibiteur sélectif du recaptage de la sérotonine couramment prescrit pour l'anxiété et la dépression mixtes

Clomipramine : Un antidépresseur tricyclique

Clonazépam : Une benzodiazépine prescrite pour la panique, l'anxiété généralisée, les phobies, l'anxiété sociale

Désipramine : Un antidépresseur tricyclique

Diazépam : Une benzodiazépine prescrite pour l'anxiété généralisée, la panique, les phobies

Doxépine : Un antidépresseur tricyclique

Duloxétine : Un inhibiteur du recaptage de la sérotonine-norépinephrine

Escitalopram Oxalate : Un inhibiteur sélectif du recaptage de la sérotonine

Fluoxétine : Un inhibiteur sélectif du recaptage de la sérotonine

Fluvoxamine : Un inhibiteur sélectif du recaptage de la sérotonine

Gabapentin : Un anticonvulsivant prescrit pour l'anxiété généralisée et l'anxiété sociale

Imipramine : Un antidépresseur tricyclique

Lorazépam : Une benzodiazépine prescrite pour l'anxiété généralisée, la panique, les phobies

Nortriptyline : Un antidépresseur tricyclique

Oxazépam : Une benzodiazépine prescrite pour l'anxiété généralisée, les phobies

Paroxetine : Un inhibiteur sélectif du recaptage de la sérotonine

Phénelzine : Un inhibiteur de la monoamine-oxydase

Prégabaline : Un anticonvulsivant prescrit pour le trouble d'anxiété généralisée

Propanalol : Un bêtabloquant prescrit pour l'anxiété

Sertraline : Un inhibiteur sélectif du recaptage de la sérotonine

Tranylcypromine : Un inhibiteur de la monoamine-oxydase

Valproate : Un anti-convulsant prescrit pour la panique

Venlafaxine : Un inhibiteur du recaptage de la sérotonine-norépinephrine

Made in the USA
Monee, IL
05 November 2026

68051363R00081